*A alquimia
do amor e do sexo*

LEE LOZOWICK

A alquimia do amor e do sexo

Prefácio de
GEORG FEUERSTEIN, Ph. D.

Tradução de
IVONE CARVALHO

NOVA ERA

CIP-Brasil. Catalogação-na-fonte
Sindicato Nacional dos Editores de Livros, RJ.

Lozowick, Lee, 1943-

L959a   A alquimia do amor e do sexo / Lee Lozowick; prefácio de
Georg Feuerstein; tradução de Ivone Carvalho. – Rio de Janeiro:
Nova Era, 2006.

Tradução de: The Alchemy of Love and Sex
ISBN 85-7701-108-9

1. Relações homem-mulher. 2. Amor – Aspectos religiosos
– Budismo tântrico. 3. Sexo – Aspectos religiosos – Budismo
tântrico. I. Título.

CDD – 306.7

06-1792   CDU – 392.6

Título original norte-americano:
THE ALCHEMY OF LOVE AND SEX

Copyrigth © 1996 by Lee Lozowick

Todos os direitos reservados. Proibida a reprodução, no todo ou em parte,
sem autorização prévia por escrito da editora, sejam quais forem os meios
empregados, com exceção das resenhas literárias, que podem reproduzir
algumas passagens do livro, desde que citada a fonte.

Direitos exclusivos de publicação em língua portuguesa para o Brasil
adquiridos pela EDITORA NOVA ERA um selo da EDITORA BEST SELLER LTDA.
Rua Argentina 171 – Rio de Janeiro, RJ – 20921-380 – Tel.: 2585-2000
que se reserva a propriedade literária desta tradução

Impresso no Brasil

ISBN 85-7701-108-9

PEDIDOS PELO REEMBOLSO POSTAL
Caixa Postal 23.052
Rio de Janeiro, RJ – 20922-970

Dedicatória

A meu pai, Yogi Ramsuratkumar, sem o qual não sou nada, e com o qual, pelo seu olhar benevolente, não sou Nada. Tudo que este livro tem de bom pertence a ele, e tudo que não tem pertence somente a mim.

Jai Bhagawan Yogi Ramsuratkumar Ki Jai.

Agradecimentos

Este livro é o resultado do esforço de muitas pessoas, mas principalmente de Vijaya (VJ) Fedorshak, que começou o projeto em 1993 e cuja paixão pelo tema e o forte desejo de torná-lo acessível às pessoas o motivou a averiguar centenas de páginas de transcrições e a ouvir centenas de horas de palestras gravadas, para encontrar o discurso do Sr. Lee sobre um assunto tão importante e enigmático. Com a experiência editorial de sua esposa, Karuna, os textos originais foram compilados de modo irretocável. O autor só pode expressar o seu humilde reconhecimento e sua sincera admiração pelos esforços que dedicaram a este trabalho.

Sumário

Prefácio 13

Introdução 19

PARTE I RAÍZES E BASES

Prólogo 31

Segredo 1 A representação de Deus é a mulher 35
Segredo 2 Amado ou não 40
Segredo 3 O homem sente raiva; a mulher, medo 42
Segredo 4 Por que o homem não pode chorar
(e como a mulher entende isso) 49
Segredo 5 A convivência pode gerar o descaso 55
Segredo 6 O segredo do louva-a-deus 59
Segredo 7 A necessidade de oferecer provas à mãe 64
Segredo 8 Como resgatar o feminino 68
Segredo 9 A paixão pela vida 71

PARTE II SEXO — O QUE É E O QUE NÃO É

Segredo 10 Sexo — conveniência ou comunhão? 79
Segredo 11 Kaya Sadhana 87

LEE LOZOWICK

Segredo 12 A verdadeira educação sexual 88
Segredo 13 Um bom orgasmo nunca é o fim da
estrada (embora às vezes seja um
retorno) 93
Segredo 14 Sexo para os homens; sexo para as mulheres 95
Segredo 15 A experiência sexual nos
relacionamentos 97
Segredo 16 Como administrar a energia sexual 103
Segredo 17 Quando o sexo significa fazer amor 105
Segredo 18 A fantasia sexual não é o que parece 107
Segredo 19 No caso de não ter um parceiro
(e mesmo se tiver um) 110
Segredo 20 Sexo além dos limites 112

PARTE III COMO CONSTRUIR O AMOR

Segredo 21 No início, a amizade 119
Segredo 22 O respeito no relacionamento 121
Segredo 23 Culto aos pares 123
Segredo 24 Como apoiar e agradar um ao outro 125
Segredo 25 O fim de um relacionamento amoroso 127
Segredo 26 Monogamia 129
Segredo 27 Como evitar relacionamentos
convencionais 131
Segredo 28 Como definir o amor 134
Segredo 29 Amor químico, amor emocional e amor
consciente 136
Segredo 30 Não-eu é igual a amor, eu é igual a
não-amor 145
Segredo 31 Como construir o amor e o casamento
sagrado 148
Segredo 32 O amor nunca acaba 153
Segredo 33 Os elementos do amor humano como
reflexão sobre o amor do Ser Amado 157
Segredo 34 Quem ama persiste 160

A alquimia do amor e do sexo   11

**PARTE IV   AS CULTURAS, AS POLARIDADES E AS ENERGIAIS
ESSENCIAIS DO HOMEM E DA MULHER**

Segredo 35 O alimento das culturas masculina e
feminina 165
Segredo 36 Polaridades universais 169
Segredo 37 Como se tornar um homem 175
Segredo 38 Mantenha contato com o que acontece
nas ruas 181
Segredo 39 O que as mulheres desejam dos
homens 186
Segredo 40 A solução quase perfeita 188
Segredo 41 A feminilidade essencial e a masculinidade
essencial 191
Segredo 42 Como se tornar uma Mulher — nas
abordagens masculina e feminina 199
Segredo 43 A reação psicológica das mulheres à
fraqueza masculina 206
Segredo 44 A abordagem do feminino sem
dominação 210
Segredo 45 O único e verdadeiro segredo do sexo
tântrico 214
Segredo 46 Como equilibrar a essência masculina e as
energias femininas 218
Segredo 47 Além do masculino e do feminino 224

PARTE V   TANTRA: CONCEITOS AVANÇADOS

Segredo 48 Os chakras e os centros 227
Segredo 49 Tantra, um caminho perigoso 243
Segredo 50 O sexo e suas possibilidades
transcendentais 246
Segredo 51 É tudo a mesma coisa 256

LEE LOZOWICK

Segredo 52 A dificuldade dos votos tântricos 259
Segredo 53 Quando o tantra acontece 261
Segredo 54 Conceitos errôneos sobre o tantra
sexual 262
Segredo 55 O tantra e o conhecimento objetivo 266
Segredo 56 Os ciclos da comunhão sexual 272
Segredo 57 Jesus, um mestre tântrico 276
Segredo 58 Na consciência desperta só existe um ser
único 279
Segredo 59 Como manter o orgasmo 282
Segredo 60 Mulheres, coloquem o orgasmo nos
olhos 293
Segredo 61 Seja uma companheira para o seu
parceiro 295
Segredo 62 O homem como fio condutor para a
mulher 299
Segredo 63 A adoração e o caráter da mulher 300
Segredo 64 As mulheres foram traídas 312
Segredo 65 Como transcender o sexo 315

PARTE VI COMO ATRAIR DEUS

Segredo 66 O desejo o levará ao Ser Amado 321
Segredo 67 A Deusa e o mestre 323
Segredo 68 Devoção e transformação alquímica 325
Segredo 69 A tristeza e a ferida do amor 327
Segredo 70 A reflexão sobre o Amor a Deus 330

PALAVRAS FINAIS

Meu Mestre, *por Lee Lozowick* 333

Prefácio

Nossa Identidade transcende o corpo mental. Essa é uma verdade conhecida nos círculos que defendem a *philosophia perennis**, embora seja uma verdade com uma necessidade além de uma aceitação intelectual ou uma vaga afirmação. É uma verdade que deseja ser sentida e vivida.

O primeiro passo para essa percepção profunda é reconhecer a nós mesmos como seres limitados: existem alguns nós, algumas amarras na estrutura de nossa personalidade que nos impedem de viver com autenticidade e aparentemente restringem a plenitude de nossa Identidade transcendente corporal e mental. Essa aparente restrição é a nossa falta de esclarecimento.

Sob a ótica da informação, ao soltar todos os nossos nós, a plenitude de nossa Identidade torna-se óbvia. Mais do que isso, percebemos que a "nossa" Identidade é a mesma Identidade gloriosa que sustenta e é o destino fundamental de todos os seres e coisas. Essa percepção traz paz e serenidade, pois, como podemos sentir medo, entrar em conflito com os outros ou invejá-los quando, em sua essência, eles não são diferentes de nós? Como podemos não ser felizes?

---

*Segundo alguns autores, termo esotérico cujo significado é a gnose universal que sempre existiu e sempre existirá.

A maioria das pessoas não tem a menor noção de liberdade e felicidade. Suas vidas as jogam dentro de uma faixa estreita de impulsos e motivações, num infindável redemoinho em torno das velhas barreiras ou obstáculos da personalidade.

Uma barreira importante é a sexualidade. Conforme Lee Lozowick destaca neste livro, a revolução sexual não trouxe liberdade nem felicidade. Por quê? Porque ela não eliminou o convencional, o "instável" sentido da vida, e o substituiu pelo tipo de perspectiva mais profunda da situação humana que caracteriza os ensinamentos da *philosofia perennis*. A partir desses ensinamentos, podemos encontrar o verdadeiro lugar da sexualidade no esquema das coisas — não como uma mera função biológica ou psicológica, mas como um aspecto importante e até sagrado do gênero humano em que o corpo, a mente e o espírito convergem.

Os setenta "segredos" integrantes das seções deste livro são os "pontos" relevantes e irrelevantes sobre a vida — insights que continuam ocultos para as pessoas convencionais, as quais quase não refletem sobre a própria existência até serem surpreendidas pelo puro mistério de tudo isso. Com suas palestras instigantes, reunidas como preciosidades neste livro, a intenção de Lee Lozowick é muito maior do que apenas informar os leitores. Ele quer suscitar neles um estado de reflexão capaz de fazê-los se abrirem para uma sabedoria mais elevada e para a possibilidade de uma genuína transformação em suas vidas.

Como temos a tendência de travar uma falsa relação com a nossa Identidade mais profunda, que é a Realidade ou a própria Divindade, também costumamos criar uma desordem nos outros relacionamentos — principalmente com o sexo oposto. Na verdade, o sexo é hoje a área de maior confusão, decepção, frustração, violência, opressão e fragmentação interior.

Em nossa permanente busca do imediato prazer sexual, per-

A alquimia do amor e do sexo

demos todo o maravilhoso mistério do Eros. Lee Lozowick não é conhecido como um autor de meias palavras, e este livro, assim como seus outros trabalhos, contém um discurso pungente e direto. A razão dessa franqueza é muito simples: a vida é preciosa, e devemos nos envolver com o que realmente importa. E o que realmente importa é conseguir vencer a busca por, ao contrário da crença popular, uma vida infeliz e insatisfatória, com a tendência de procurar a felicidade nos lugares errados. Quando essa busca nasce em nós, podemos começar a trilhar a perigosa senda espiritual, que por si só conduz para além do sofrimentö, e a todas as pseudo-alegrias da vida cotidiana para a abençoada percepção de nossa verdadeira Identidade.

Lee Lozowick não prega o ascetismo nem o hedonismo, mas defende um caminho intermediário. Ele argumenta que, como somos dotados de órgãos sexuais, deveríamos utilizá-los — mas de maneira correta. Para ele, isso significa empregarmos o sexo, e de fato todas as demais funções da nossa personalidade humana, em profunda comunhão com a realidade.

Ele critica o que chamei de "Novo-Tantrismo" — a exploração popular do Tantra Indiano — porque isso torna o sexo mecânico e despersonifica os indivíduos. Conforme seu argumento, essa comunhão é instintiva, e internamente "conhecemos o caminho pelo labirinto" e para o que ele chama de nossa "inocência orgânica". O treinamento — tântrico ou semelhante — é desnecessário, e só nos transformaria em seres mecânicos, e nossos genitais em ferramentas. Logo, o que precisamos fazer é remover os nossos obstáculos e, nesse ponto, este livro oferece um importante conselho de ordem prática.

Antes de entrarmos no Tantra, Lee Lozowick recomenda que trabalhemos nossos relacionamentos íntimos, tornando-os humanos. Assim, devemos descobrir a diferença entre amor químico (atração fatal), amor emocional (hábitos socialmente gravados) e amor consciente (que é engendrado para a autotransformação voluntária). Na medida em que o orgasmo é o propósito de um relacionamento, nunca chegaremos a conhecer o Homem ou a Mulher em nosso(a) parceiro(a), mas permaneceremos na superfície de nossa personalidade.

Eu deveria enfatizar aqui que 95 por cento do Tantra não tem absolutamente nada a ver com sexo. Pelo contrário, na maior parte das escolas tântricas, existe uma forte propensão ao celibato. O Tantra de esquerda, que inclui sexo, é a exceção e não a regra. E mesmo no Tantra de esquerda, a conservação do sêmen é uma prática.

Com o humor afiado que lhe é característico, Lee Lozowick afirma: "Tantra é muito mais do que apenas passatempo sexual num formato ritualístico." Ele também é a favor da conservação da energia orgásmica por meio do sexo regenerativo. A energia excedente criada pela conservação deve ser convertida em trabalho. Aos poucos, o sistema nervoso aprende a deter uma carga "elétrica" maior, a qual finalmente transporta a consciência para além dos limites do corpo mental.

A verdadeira comunhão sexual elimina todas as diferenças que separam uma pessoa da outra. Quando o verdadeiro amor acontece, ou é "criado" no coração, o ego desaparece como que por encanto. Não devemos nos intimidar por essa perspectiva, pois o ego não é digno de tanta preocupação. E mais: o ser resiste. O amor resiste. Essa é a mensagem central do livro de Lee Lozowick e de sua vida excêntrica.

Lee Lozowick escolheu um caminho difícil — não porque ele transmite os ensinamentos de uma forma louca e sábia, mas porque ensina coisas que poucos ouvidos esperam ouvir. Isso faz com que ele pareça um tolo aos olhos do mundo. E, mesmo assim,

A alquimia do amor e do sexo

ensinamentos como os dele sempre estarão disponíveis neste universo e, se algum dia se dissiparem, a humanidade por certo deixará de existir. Precisamos ouvir sobre o amor e a verdadeira felicidade, sobre a Divindade e nossa verdadeira Identidade, e sobre a graça que os mestres sempre nos oferecem.

Portanto, que todos possamos ouvir bem os sábios conselhos de Lee Lozowick.

Georg Feuerstein, Ph.D.
Autor de *Tantra: sexualidade e espiritualidade*

Introdução

De acordo com as escrituras judaico-cristãs, é raro um profeta ser reconhecido no próprio país. Não é surpresa que a comunidade européia (principalmente a França e a Alemanha) tenha reagido vigorosamente aos ensinamentos do mestre espiritual e menestrel americano Lee Lozowick, enquanto muitos de seus compatriotas foram dispensados, negligenciados ou insultados. Lee Lozowick não é um mestre acessível. Seus ensinamentos, apesar de simples ao extremo, exigem uma profunda atenção, pois o seu foco não é nada menos que a completa e permanente entrega dentro do Coração de Deus.

Aos olhos de muitos de seus colegas, amigos, alunos e contemporâneos, Lee Lozowick é considerado um ser "iluminado", embora deteste essa descrição, devido às conotações que esse termo tem no cenário espiritual da atualidade. Ele pode também ser chamado de Mestre Tântrico — como o leitor atento deste livro logo perceberá. E mais, seria bom que ele fosse considerado e lembrado como um cantor de rock'n roll (ele é o letrista e o vocalista principal do grupo *mentirosos, deuses e mendigos*), um tolo sagrado, ou um escravo da Vontade de Deus.

Sua objetividade e até sua rebeldia não deveriam surpreender aqueles que conhecem alguma coisa sobre os menestréis de

LEE LOZOWICK

Bengala*, o secto e a tradição com os quais os ensinamentos de Lee Lozowick estão mais alinhados. Ainda que sejam pouco conhecidos no Ocidente, durante quinhentos anos de história os menestréis de Bengala se destacaram pela abordagem passional e iconoclasta da religião e da espiritualidade, pela sua poesia arrebatadora, sua música e sua dança em louvor ao Ser Divino, *maner manush*, a qual habita no coração de todos, e suas bem guardadas práticas sexuais esotéricas codificadas em suas canções. Devido à associação com a *sadhana* sexual, bem como ao fato de que a maioria dos menestréis vive como mendigos, confiando cegamente que Deus proverá a sua existência e cantando para ganhar a sua parca subsistência, mesmo na Índia eles são considerados párias pela sociedade culta. Como os menestréis já têm a reputação de serem pervertidos sexuais, suas práticas bastam para fazer os tradicionalistas religiosos correrem.

Nos primeiros dez anos de seu trabalho como professor, o Sr. Lee (nome dado por seu professor Yogi Ramsuratkumar) não teve nenhuma discussão séria com seus alunos e devotos acerca da prática sexual, exceto em raras ocasiões. Em vez disso, canalizava suas energias para trabalhar com eles os estágios básicos da vida espiritual, estabelecendo assim uma estrutura dentro da qual a prática sexual podia ser adotada de uma forma saudável e equilibrada — de preferência livre do sensacionalismo, do constrangimento e da ignorância que permeiam um assunto com um peso tão grande na nossa cultura ocidental.

---

*Em inglês, Bauls of Bengal. A tradição dos menestréis não pode ser caracterizada por nenhuma doutrina e têm como filosofia o fato de que Deus reside no coração de todos os homens e a busca desse Deus deve ser empreendida individualmente. Segundo Edward C. Dimock Jr., o termo menestrel inclui uma ampla gama de opiniões religiosas delineadas por diversas escolas de pensamento hindu e pela filosofia sufi. (*N. da T.*)

A alquimia do amor e do sexo 21

Desde 1984, porém, com o primeiro reconhecimento público e a aceitação de sua associação com a filosofia e a prática dos menestréis, o Sr. Lee tem falado bastante sobre as condições necessárias para que os ocidentais adotem a sexualidade e os relacionamentos como um Caminho para Deus.

Conforme a explicação clara de Bhaskar Bhattacharyya, em seu excelente livro *The Path of the Mystic Lover: Baul Songs of Passion and Ecstasy* (Rochester, Vermont: Destiny Books, 1993, p. 148), o conceito central do caminho do menestrel é o da "verdade dentro do Corpo". Assim, é dentro do corpo que o "Homem do Coração" (*maner manush*), o Ser Divino, vive. E, seja homem ou mulher, "para encontrar o Homem do Coração, é preciso primeiro tornar-se Mulher".

A interpretação de Lee Lozowick acerca do profundo e esotérico princípio de "tornar-se Mulher" no relacionamento com o Divino (um dogma encontrado em ensinamentos gnósticos de quase todas as grandes tradições espirituais) talvez seja uma das mais valiosas contribuições deste livro. Como faz com outros aspectos importantes do caminho espiritual, Lee Lozowick leva esse princípio "às ruas" — ele o coloca de tal forma que a mente e o coração do ocidental possam começar a compreender, e até sugere algumas etapas simples, de nível básico, para melhorar a compreensão do significado de "tornar-se Mulher" na vida de alguém.

Este livro, todavia, não trata das técnicas para uma vida sexual melhor. Trata, sim, da possibilidade de se utilizar o sexo e os relacionamentos íntimos como um portal de entrada para uma vida diferente. Se uma pessoa coloca o sexo como uma meta em si, ela está completamente equivocada. Mas se ela coloca como objetivo uma vida cheia de excitação, caracterizada pela bondade, pela generosidade e pela compaixão, então é possível encontrar algo de valioso no presente livro.

22 LEE LOZOWICK

Como editor final, com a responsabilidade de apresentar ao leitor, de forma acessível, tal volume de informações, tive a idéia de dividir o livro em séries progressivas de ensaios que denominei "segredos", pois senti estar desvendando mistérios quando li este texto extraordinário pela primeira vez. O Sr. Lee pareceu gostar de meu esquema (pelo menos, ele não se opôs — nunca se sabe ao certo do que um Mestre espiritual "gosta" de verdade).

Então, chamamos as partes de *segredos* não porque não se tenha ouvido sobre o assunto antes, mas porque ele ainda está velado à nossa completa compreensão. Seja lá como for, os segredos são obscuros pela própria essência. Se tivermos sorte e os leitores estiverem atentos, esses segredos produzirão a mesma reação que alguém tem quando acha os óculos pendurados na própria camisa, depois de tê-los procurado à exaustão durante horas.

Eles podem também ser considerados segredos porque, a menos que possam ser apreendidos no contexto de uma vida de entrega e sacrifício (infelizmente duas palavras negativas em nossa atualidade), jamais serão plenamente assimilados. É necessária uma iniciação para se revelar esses segredos — uma que requeira a total submissão, colocar-se mesmo de joelhos (pelo menos de maneira metafórica, se não literal) e rastejar por uma abertura muito pequena, talvez tanto quanto o canal vaginal pelo qual nascemos. Quando Jesus disse "... é mais difícil para um homem rico entrar no reino dos céus do que um camelo passar pelo buraco de uma agulha...", ele não estava necessariamente se referindo à riqueza financeira. Era provável estar se referindo àqueles de nós tão cultos, eruditos até, tão dotados e tão experientes, a ponto de sermos incapazes de deixar de lado tudo isso para ver, como se fosse pela primeira vez, algo que tem estado conosco por toda a vida. Exceto se você, leitor, conseguir fazer isso, este livro irá, no mínimo, perturbá-lo e, no máximo, ultrajá-lo! A aborda-

A alquimia do amor e do sexo   23

gem sabiamente enlouquecida deste Mestre Tântrico provocará a sua sensibilidade, seja ela qual for. Sem a "mente de um iniciante", você jogará este livro fora como um lixo inútil. Depois não diga que eu não avisei!

Segredos, sim, mas esses ensaios poderiam ter sido chamados de "dicas" — palpites, peças de um quebra-cabeça, orientações. Não se trata de dissertações desenvolvidas. Este livro será uma fonte de grande frustração para a mente racional, que deseja um método científico, uma progressão linear, um sistema passo a passo. Embora este manuscrito tenha sido, em sua grande parte, editado a partir do original dos discursos do Mestre para montar uma seqüência lógica de suas idéias, mesmo assim acho praticamente impossível fazer com que o Sr. Lee conte "toda a história" sobre alguma coisa. Por quê? Devido à sua compassiva impiedade ao comunicar a Verdade.

Lee Lozowick não vai se comprometer. Ele sabe que outros já traçaram esse Caminho, e ressaltaram bem a sua essência, mas os seres humanos ainda continuam cegos em relação a sua natureza e seu sistema de negação responsável por manter essa "cegueira". Ele sabe ainda que, se apenas confiarem nas técnicas apresentadas em um livro, as pessoas acabam se transformando em bons técnicos e perdem o ponto focal da jornada espiritual, ou seja, abandonam tudo o que "pensam" ser e se transformam em seres de conhecimento. Lee Lozowick também sabe que, exceto se alguém chegar a ter esse conhecimento "no corpo", conforme a orientação do método dos menestréis, e exceto no caso de se chegar a essas conclusões por si mesmo, nada terá valor. Despertar o corpo é uma questão de experiência, não uma questão intelectual, um *input* lógico.

Portanto, o estilo desse mestre é jogar as migalhas (dicas) e esperar, dando tempo para que as pessoas possam descobrir, examinar, comer e, por fim, digerir; tempo para a verdade ser reconhecida pelo corpo!

Se uma pessoa abordar o amor e a sexualidade com todas as respostas, ou mesmo com as respostas de Lee Lozowick, ela tentará ajustar a sua experiência de realidade a algum paradigma. Mas se, ao contrário, ela só tem um mapa do tesouro marcado com alguns pontos de referência, então é uma pessoa de sorte. Tal mapa lhe dará não apenas a certeza de estar indo na direção certa, como também a liberdade para escolher a estrada que melhor se aplicar às suas necessidades na jornada, e a indicação de quanto tempo deverá empregar ao longo do caminho. Ainda que essa tarefa seja urgente, não se trata de uma urgência criada pelo tempo como costumamos imaginar. A abordagem do Sr. Lee é incomparavelmente valiosa nos dias de hoje, uma época em que os "segredos dos tempos" são inseridos em pacotes de seminários de fim-de-semana, e vendidos a preços razoáveis para quem não tem nada melhor a fazer ou como outro meio de gastar dinheiro. Os workshops sobre tantra estão se tornando mais populares e mais disponíveis no mundo industrializado. Contudo, alguns líderes desses workshops ou autores de livros sobre o assunto estão levando em consideração a absoluta insensibilidade da psique ocidental nas práticas tântricas. Esses métodos avançados são perfeitos para quem nasceu e foi criado em uma cultura na qual o rito religioso, a correspondência arquetípica e a penetração do sagrado em todos os aspectos da existência são mandatórios. Nós do ocidente não temos nenhuma ou quase nenhuma preparação para a incorporação dessas abordagens elevadas. No entanto, pensamos ser possível adotar a forma, nos destacando na sofisticação sexual, como se estivéssemos participando de alguma competição olímpica. Nesse campo, os norte-americanos (e os ocidentais em geral) atuam com tanta inabilidade que chegam a quase desqua-

A alquimia do amor e do sexo 25

lificá-los para uma participação conjunta. Se quisermos obter algum embasamento, devemos em primeiro lugar discutir a doença de nossa psique ocidental e de nossa abordagem materialística em relação a tudo, desde o comércio até a espiritualidade.

Uma vez que freqüentou as ruas, assim como os menestréis, o Sr. Lee conhece em primeira mão as condições dessa psique doentia. Seu insight direto e sua crítica impiedosa fazem deste livro uma nova e provocante contribuição à literatura sobre o assunto. Além do mais, ele se nega a servir aos nossos interesses sensacionalistas ou lascivos e ao voyerismo na arena sexual, e de caso pensado nos estimula a evitar que isso aconteça. Mas, ao mesmo tempo, ele utilizará esses elementos do submundo como uma porta de entrada, nos espetando (às vezes, como se fôssemos gado) para dizer as duras verdades sobre os motivos pelos quais não somos felizes, e por que não vivemos bem, apesar de imersos na máquina do prazer e do sexo.

Como utilizar este livro: O conteúdo do livro não é um alimento de fácil digestão, por isso precisa ser ruminado — e, às vezes, até roído aos poucos. Minha experiência mostra que ler este material depressa demais nos deixará com um sentimento de ter comido em excesso, e fazer uma leitura por "partes" será um esforço desanimador. Porém, dando tempo ao tempo e tomando as precauções necessárias para lidar com algum material potencialmente polêmico, garanto que o leitor será muitíssimo bem recompensado por seus esforços. Isso aconteceu comigo.

Creio que o ideal é considerar o livro um guia de estudos para casais. Ler as passagens do livro a dois ou em voz alta um para o outro, fazer pausas para reflexão e discussão, e principalmente estar alerta quando alguém disser: "Bem, o autor não está falando de *nós!*" Esse seria o maior sinal de que algo valioso está à espera de vocês. Outra utilização valiosa deste material seria no contexto de um grupo de casais. Um segredo por semana ou por mês poderia ser uma perfeita motivação para estudo e discussão durante um bom tempo. Lembre: este livro não é uma resposta. Ao contrário, trata-se de um livro de segredos apresentados como pistas que você deve explorar sozinho, e depois aprimorar em grupo.

Tenha ou não um parceiro, esteja ou não envolvido em uma vida sexual constante, este livro será extremamente valioso. Com este material, uma pessoa solteira vai lucrar tanto quanto qualquer casal, e conforme irá perceber à medida que avança na leitura, o Sr. Lee levou em consideração os solteiros durante seus tratamentos. A energia da intimidade que ele cita é aplicável a todos — a um amigo, aos familiares, a todo o mundo. A questão é "tornar-se Mulher" nos relacionamentos da vida... toda a vida. Este livro aponta nessa direção.

Regina Sara Ryan
Editora, Hohm Press, EUA

A alquimia
do amor e do sexo

PARTE I

Raízes e bases

Desde que nascemos, a confusão psicológica e espiritual de nossa cultura vai minando o que deveria ser uma facilidade natural na relação com o outro. Logo, não temos nenhuma consciência das forças que motivam nossas ações, ficamos alienados da sabedoria orgânica do corpo e somos deficientes em nossa sexualidade. Os segredos contidos na Parte I apresentam os fundamentos necessários para compreender todo o conteúdo deste livro.

Prólogo

Em termos filosóficos, nada existe que não seja Deus. Isto é correto e verdadeiro. Mas, na prática, quando os seres humanos precisam ganhar a vida, encontrar conforto, se relacionar uns com os outros e apreciar a elegância, a arte, e tudo o mais, os truísmos filosóficos são insignificantes. Minha maneira pessoal de Ensinar tem a ver, em primeiro lugar, com o fato de levarmos em conta os obstáculos que nos impedem de reconhecer o Divino, e não com o fato de falarmos doces e inspiradoras poesias sobre Deus sem nenhuma importância para as pessoas. Sou muito prático, coerente e direto em relação às nossas necessidades.

A natureza do Divino é dualística no sentido de que toda manifestação se dá pela atração dos opostos. Portanto, energeticamente, o homem e a mulher são como pólos elétricos positivo e negativo, ou como as polaridades norte e sul de um magneto. Em essência, o homem e a mulher deveriam atrair um ao outro. Entretanto, como o pólo norte do magneto não tem um pênis, nem o pólo sul tem seios, as pessoas têm outras coisas a considerar, além da energia, as quais complicam o que poderia e deveria ser um processo muito simples e claro.

Deus não tem um senso de humor negro ou sarcástico a ponto de fazer o homem e a mulher antagônicos por natureza. Assim, os homens não deveriam ser um problema para as mulheres e as mulheres não deveriam ser um problema para os homens, mas, infelizmente, isso é muito comum. Se os homens não decifram o *enigma* das mulheres nem as mulheres decifram o *enigma* dos homens, então podemos desistir de entender a natureza de Deus. Essa é a razão de eu ter escrito este livro.

A revolução sexual atingiu o mundo ocidental como uma tempestade, mas as pessoas estão mais infelizes nos relacionamentos sexuais do que antes. Agora, embora as pessoas possam comprar todo tipo de apetrechos elétricos, e uma variedade enorme de livros e filmes no gênero "como fazer sexo", elas estão "fazendo sexo" pior do que nunca. Há pouco tempo, enquanto eu folheava uma revista popular alemã toda voltada para workshops tântricos de "como atingir a bênção por meio do tantra", cheguei à conclusão de que a revista era uma das piores desculpas já vista para a indulgência da automasturbação. Nesses workshops as pessoas ficam olhando as outras nuas, e em seguida trocam tapinhas nas costas e dizem: "Não sou o máximo? Não sou bom de cama?... e livre?... e maravilhoso?" Mas, até onde sei, isso tudo é bobagem — exibicionismo, voyeurismo e imaturidade de pré-adolescente. Não se descobre o Divino tornando-se mais e mais "fora do convencional". Descobre-se o Divino quando se é a favor da normalidade.

Os homens sempre serão um mistério para as mulheres, e as mulheres sempre serão um mistério para os homens. Quando uma pessoa desvenda esse mistério por experiência, ou se o mistério pode continuar existindo como tal, ela realmente descobriu algo. Transformar-se em um técnico sexual é o modo mais rápido de eliminar o mistério. Por exemplo, se um homem está com uma mulher e é capaz de sentir o seu mistério, e ela começa a descrever sua anatomia para atingir mais orgasmos, alguma coisa faz com que o mistério perca a graça.

Além disso, para um homem ou uma mulher frustrado(s) e insatisfeito(s), um parceiro que seja um bom técnico pode parecer

A alquimia do amor e do sexo 33

um parceiro perfeito, mas isso é uma ilusão. Da mesma forma, se uma pessoa quer apenas ser bem-sucedida na vida, e total e inevitavelmente distante de Deus, então ela deveria procurar ser uma boa técnica sexual, mas nenhum grau de habilidade técnica resultará na comunhão com Deus.

É evidente que um bom técnico é perfeitamente capaz de dar partida em alguns terminais nervosos no cérebro, e isso pode se *parecer* com Deus, ou até *sentir* como Deus. Contudo, um tipo de experiência, não importa o quanto seja extasiante, que não transforma o buscador em alguém apto a lidar com crianças, com familiares e colegas, de um jeito amoroso e dedicado, enfim, capaz de lidar com a vida, não é Deus! A vida simples e natural, como costuma ser, é o cadinho alquímico — o espaço onde a transformação acontece.

O Ser Divino não é para ser encontrado no céu. Senão *estaríamos* todos no céu e não aqui. E, apesar da filosofia de que o reino dos céus é "aqui e agora", e de que devemos transformar nossas vidas no reino dos céus, lamento ter de informá-los: aqui não é o céu!

SEGREDO 1

A representação de Deus é a mulher

Segundo os psicólogos, pelo menos durante os primeiros meses de vida, as crianças percebem o mundo de uma forma não-dualística.

Na prática, no entanto, elas são totalmente dependentes da "mamãe". Se elas sentem fome, choram, e a mãe aparece; se estão com frio, se machucam ou se sentem sozinhos, alguma "outra" — mãe — aparece. Mas a criança não vê a mãe como algo separado dela, como se viesse de "algum lugar lá de fora" para lhe dar comida ou conforto. Para uma criança, a mãe é uma extensão do próprio corpo. O mundo da criança é a mãe.

Em uma certa idade, talvez aos seis ou sete meses, as percepções da criança começam a mudar e ela começa a ver a mãe "lá" — o Grande e Misterioso Outro; Deus.

A criança não vê ou faz distinções intelectuais ou científicas entre "mulher" ou "homem". Ao contrário, ela apreende uma impressão (mental, física, psíquica, entre outras) total e orgânica da essência "mulher" ou da essência "homem". E a impressão que a criança tem da mulher é tão forte a ponto de ela ver a mãe como Deus. Isso é compreensível. O que a mãe oferece? Toque, calor, atenção, cuidado. Não se dá o mesmo com o pai. Ele não carregou a criança na barriga, não sentiu a vida pulsar dentro dele, e a criança não se aglutinou ao organismo do pai, como aconteceu com a mãe.

Não importa o que queremos pensar ou dizer sobre isso, um pai carinhoso não é igual a uma mãe amorosa. Em geral, os homens gostam de pegar os filhos no colo uma vez ou outra (quando não têm nada melhor a fazer). Na época em que meu filho era pequeno, eu gostava de olhar para ele quase tanto quanto gostava de tocá-lo. Algo de estranho acontece em relação aos bebês, em particular com o seu bebê. Eu ficava de pé a observá-lo no berço, mas não o pegava no colo e o acariciava. Mesmo quando um homem toca seus filhos, não é como o toque de uma mulher. É impossível ser a mesma coisa.

Portanto, quando a criança olha para a mãe e sente "Ela é Deus", isso não acontece no nível de consciência auto-reflexiva. Essa impressão é de instinto puro, primitivo e orgânico.

Se a criança é do sexo feminino, ela instintivamente sente "Eu tenho a mesma impressão. Quando eu crescer, terei de ser Deus... Caramba, isso é uma grande responsabilidade". E é! A impressão diz: "Eu sou Deus — sirva, sirva, sirva, e sirva um pouco mais." A impressão diz para tomar conta de todo esse mundo maldito. É um trabalho danado ser Deus! Quem em sã consciência assumiria essa responsabilidade? Ninguém. Mas a menina de oito, nove ou dez anos já sabe disso e pensa: "Um dia terei de assumir a responsabilidade de ser Deus porque, em essência, eu sou MULHER." No nível emocional, a maioria dos homens ainda é criança (ou, na melhor das hipóteses, adolescente). De alguma maneira, a menina sabe disso, e sente a profunda ferida da sociedade — uma ferida que só Deus pode curar. Que terrível responsabilidade! E a mulher cresce com essa impressão em extrema profundidade.

O que acontece com o menino? No momento em que começa a perceber a dualidade, ele recebe a impressão de "Deus"/Mãe que

A alquimia do amor e do sexo

diz "Eu sou um menino. Eu não tenho a mesma impressão que a mamãe. Não estou certo de gostar disso. Eu quero ser Deus. Eu quero, eu quero, eu quero".

A falta de educação em relação a essa questão tem causado grande miséria e violência, sem contar o extremo desequilíbrio moral, social, psicológico, psíquico e espiritual em nosso mundo contemporâneo. Com base nessa deficiência, os homens são *treinados* para serem Deus, uma reação patriarcal ao inegável e orgânico fato de que a mulher *é* Deus.

Todavia, paradoxalmente, os homens crescem para serem Deus, mas no íntimo eles dizem: "Eu não sou Deus. A mulher é Deus." Que tipo de reação psicológica isso pode causar? Raiva, frustração, culpa, insegurança, medo, defesa, e muito mais. E quais são as conseqüências desses conflitos internos? Dor, violência, abuso e cegueira. Os homens colocam as mulheres "para baixo", humilhando-as, ferindo-as, brutalizando-as e tirando vantagens delas. Esses são os meios pelos quais os homens tentam ignorar ou esquecer o que eles sabem ser verdade, no nível corporal.

A reação adolescente contra a Deusa assume a forma de negar a Verdade sobre Ela.

Sem dúvida, existem por aí alguns homens mais sensíveis do que os descritos. Mesmo assim, muitos não percebem o sutil retrocesso psicológico que vaza (ou escorre) pelas fendas. Todo o processo psicológico masculino é uma reação contra o conflito de receber treinamento para ser Deus e saber que não é.

De modo retórico, é claro, e falando em termos não-dualísticos, todos somos Deus: homens, mulheres e toda a criação. Em matéria de retórica, tudo bem, mas e quanto à realidade orgânica que nos move?

O que dizer desses 25 ou cinqüenta anos de valorização da negação ou de outras estratégias inconscientes do ego responsáveis pela formação do corpo, da mente, da saúde, e de todas as nossas reações e crenças? Um homem não pode simplesmente dizer: "Sim, somos Deus", e esperar ser curado, ainda que isso pudesse ser maravilhoso. Mas a coisa não funciona assim. Temos de extirpar as motivações inconscientes e transcendê-las abertamente e por meio da desintegração dos hábitos negativos da vida. Esse processo leva uma vida inteira.

A criança vive e cresce como resultado do alimento que recebe da mãe, e por razões óbvias isso não vai mudar. Os homens não podem alimentar com o leite, com os nutrientes de seus corpos, como as mulheres podem. (Talvez isso seja diferente em algum outro planeta, mas na Terra, desde que o *homo sapiens* surgiu, as crianças são amamentadas pela mãe.) A impressão do provedor, de onde a vida se origina, ainda será a mulher.

Nas grandes tradições espirituais, a Mãe Divina é considerada a provedora do mundo, e em um sentido limitado, a provedora da humanidade. Em sânscrito, a mulher é chamada de deusa, Ma. Para Ramakrishna[1], Kali Ma (uma modalidade da Mãe Divina) era a divindade favorita. Ramakrishna amava tanto Kali que, por um tempo, chegou a virar uma mulher na prática e em consciência.

Ele vestia roupas femininas, vivia entre as mulheres, e agia como uma mulher. E as mulheres, em troca, realmente o amavam e o aceitavam como uma delas. Ele tratava toda mulher como uma Mãe Divina. Mesmo quando uma mendiga maltrapilha vinha ao templo, Ramakrishna se curvava a seus pés porque ela era a Mãe, Kali.

Toda mulher era Kali. Não se tratava de gostar das mulheres como seres diferentes ou pólos opostos dos homens. O fato é que ele amava a Deusa.

---

[1]Ramakrishna foi um santo indiano (hindu) do século XVIII, conhecido por sua devoção à Deusa Kali.

A alquimia do amor e do sexo

Não seria maravilhoso se os homens pudessem crescer com a impressão de reverência pela Mãe Divina — a reverência que ela merece por ser a sustentadora do mundo? Se não fosse Shakti, não estaríamos aqui. (Se não fosse Shiva, também não estaríamos, mas se só Shiva existisse, sem a Shakti — uma situação puramente hipotética, um conceito da existência do *vazio* — esta existência seria muito monótona.)[2]

Não seria interessante se os homens fossem tão maduros e naturais em sua masculinidade que uma verdadeira impressão masculina também pudesse ser transmitida? É difícil imaginar uma sociedade desse jeito porque ela não faz parte de nossa experiência de classe média. Ainda não sabemos como seria se os homens e as mulheres honrassem as mulheres como a Mulher, como Shakti, e honrassem os homens como eles são, por natureza. Eu gostaria de ver um grupo de pessoas vivendo juntas com um autêntico reconhecimento disso, sem considerarem os mecanismos psicológicos que incitam os homens a menosprezarem as mulheres, e as mulheres a reagirem com medo e raiva. Sim, seria ótimo.

---

[2]Shiva/Shakti — no hinduísmo, os aspectos do arquétipo masculino e feminino do Divino que se referem ao Contexto ou à consciência (Shiva), e à forma ou manifestação (Shakti).

SEGREDO 2

Amado ou não

Desde o nascimento, as pessoas crescem com um tipo de relação com a vida: "Eu sou amado" ou "Eu não sou amado". Essa é a razão pela qual é tão importante manter a união com a mãe e o pai. Se as crianças ficam muito ligadas apenas à mulher ou apenas ao homem, elas podem crescer se sentindo amadas, mas ficam pessoal ou psicologicamente inclinadas a um dos dois. Se tal união não for feita de maneira correta logo nos dois primeiros meses, elas crescerão com o sentimento primordial de não serem amadas. Toda a vida será uma tentativa de obter esse amor perdido, mesmo que haja uma influência amorosa. Se esses dois meses iniciais forem perdidos, resgatá-los depois pode se transformar num verdadeiro inferno! Pode-se dizer que é quase impossível!

Werner Erhard expressou esse dilema em termos de "escassez de amor". Se uma criança não se sente amada, quando chegar à idade adulta nem mesmo o verdadeiro amor de sua vida impedirá o sentimento de não ser amada o suficiente. Portanto, ela fica viciada em amor. Um resultado disso pode ser uma pessoa promíscua, ou então chorona, superemotiva, manteiga derretida, ou que precise ser abraçada o tempo todo. (Esse tipo de pessoa sempre tem vários animais de estimação — cãezinhos com

A alquimia do amor e do sexo

laçarotes cor-de-rosa na cabeça, suéteres e botinhas. E não é angustiante quando você os vê?)

Então, só temos uma tendência: "Eu sou amado" ou "Eu não sou amado". A característica "Eu sou amado" basicamente nos permite ter um certo tipo de autoconfiança, muito embora possamos ser neuróticos em outras áreas. Com a característica principal de vida "Eu não sou amado", estamos sempre buscando algum tipo de prova de que somos amados.

SEGREDO 3

O homem sente raiva; a mulher, medo

A receptividade é a principal característica feminina e o medo é o dilema vital da mulher. O maior empecilho[3] masculino, seu dilema vital, é a raiva. Isso fica evidente quando se pára para pensar no assunto. Mulher e homem: medo e raiva.

Uma mulher quer servir a um Homem Verdadeiro. Isso não significa que ela queira passar o dia inteiro circulando com uma vassourinha na mão, assoviando enquanto trabalha — dando brilho nas panelas e polindo as janelas — tudo isso com extrema felicidade. Algumas mulheres gostam disso, e o servir não exclui esse tipo de atividade. O principal, porém, é que o verdadeiro servir significa a expressão da energia feminina sem defensiva e separação. Assim, para evitar confusões e controvérsias, poderíamos dizer que Shakti (a força arquetípica feminina da criação) quer servir a Shiva (a força masculina), não porque "ela", como um indivíduo isolado, deseja ser reconhecida, ou pensa que "ele", como um indivíduo isolado, é um perfeito cavalheiro, mas porque o Amor, em seu sentido supremo, *é* Servir. Os dois não podem ficar separados. Desse modo, a Mulher quer servir ao Homem, e em conseqüência conhecer a essência do Divino, o arquétipo polar.

---

[3]Empecilho — o nó fundamental de auto-identificação, que se refere a toda uma gama de manifestações físicas, mentais e emocionais, parecidas com câimbra muscular.

A alquimia do amor e do sexo 43

Diante disso, surge para as mulheres um constante sentimento de medo. Mais do que uma simples manifestação ocasional, o observador atento verá esse medo como, na verdade, uma característica profunda e abrangente. Mesmo quando uma mulher se dá conta de não haver nada a temer em qualquer sentido convencional, ela sabe que o medo está presente. O que ela deve fazer?

Uma estratégia é tentar eliminar as circunstâncias prováveis de serem as acusadoras do medo. Depois, quando o sentimento de medo vai embora, é fácil esquecer que, na verdade, o medo está em tudo.

Uma outra alternativa bem comum é só "bancar a durona" quando o medo aparecer, mergulhando o máximo possível em qualquer outra coisa que esteja acontecendo. Ser durona não é uma maneira prática de lidar com o medo, apesar de ser preciso fazer uma certa força. A maioria das pessoas, porém, é muito fraca para despender os esforços necessários à cura verdadeira.

Outras tentam esquecer o medo com a supressão do próprio sentimento. Esse processo de eliminação inclui algumas ferramentas como drogas, álcool, sexo e poder. É evidente que o medo nunca é eliminado realmente — ele apenas fica disfarçado, mascarado. Na *People Magazine*, por exemplo, pode-se ler a resposta das estrelas de cinema à pergunta: "O que você faz quando está deprimida?" Uma delas responde: "Bem, eu gasto US$ 30 mil na loja Neiman-Marcus ou na Saks da 5ª Avenida." E acrescenta: "Isso sempre funciona. Um tempo depois, me sinto ótima. Nunca uso todas aquelas roupas, sapatos ou chapéus que compro, mas me sinto bem. Afinal, custaram US$ 30 mil." A estratégia é suprimir a realidade.

Se não é uma rica atriz de cinema, você pode tentar suprimir o medo numa confeitaria francesa com tortas e doces deliciosos, ou pode usar drogas ou álcool. Na verdade, a linguagem usada para descrever os estados de vício e intoxicação — aqueles recursos de criar véus artificiais para esconder a realidade — constitui um rótulo perfeito para a condição em que você esquece o dilema. As pessoas usam as expressões ficar "chapado", "doidão", "acabado" ou "apagadão".

Entretanto, a verdade é que você fica bêbada ou "alta" o quanto quiser, mas sempre volta a se lembrar de tudo. Sempre que você tenta destruir a causa do medo, ou quando declara guerra a ele, ou tenta acabar com ele, ele simplesmente se prepara para a defesa. O medo fica mais claro quando você "se acalma", e logo fica tão óbvio que ele a está consumindo a ponto de ter de trabalhar ainda mais para tentar esquecê-lo de novo.

Outra forma de a mulher "esquecer" o medo é mergulhar no trabalho ou na vida social, até a vez seguinte em que o medo surgir. Então, ela pode dizer: "Lá vem o medo, de novo. Se eu acelerar as distrações, passarei por ele sem ter de encará-lo." E esse tipo de negação pode durar uma vida inteira.

Mas, felizmente, virá uma fase na vida da mulher em que nenhuma distração funcionará mais. Se ela tiver sorte, vai começar a ver o medo com freqüência, quase constantemente, e aí ela terá de enfrentá-lo com maior seriedade.

A única maneira duradoura de lidar com o medo é reconhecer *o que vem antes dele*, e depois agir ou viver de acordo com essa posição. Trata-se de encontrar a raiz desse medo profundo e relaxar, ou ficar consciente, nessa posição. Viver aí; morar aí. Para esse caso, não existe nenhuma instrução do tipo "como fazer".

O único meio de finalmente transcender o medo que permeia a sua vida e impede a sua feminilidade de se expressar é descobrir *o que vem antes dele*, e viver essa descoberta de acordo com o seu jeito de ser.

A alquimia do amor e do sexo

Até mesmo uma experiência momentânea de ficar nessa posição é melhor do que nada, mas não é a solução. O medo sempre pode voltar ao campo de batalha, e isso significa dizer que ele pode prender a sua atenção mais uma vez. Estou falando, em última análise, de permanecer nessa posição para sempre, como um contexto de vida, e não do modo particular que você pode imaginar ou projetar.

Agora passemos para a outra metade (ou quase) da humanidade.

O método mais maduro de lidar com a raiva é reconhecer que ela surge não em função das circunstâncias (como estar ameaçado, por exemplo), ou de qualquer outra causa externa, racional. Não. A raiva para os homens é uma função com a mesma característica primitiva que o medo é para a mulher.

Uma vez que o homem já tenha analisado o medo no nível intelectual (e isso não tem nada a ver com a raiva), para mim a resposta lógica disso é se questionar[4] sobre a origem da raiva:

— Por que "eu" estou com raiva? — ele se perguntaria.

— Para falar a verdade, por nada. É só raiva.

— Mas deve existir uma razão — ele poderia argumentar.

— Sim, mas a razão é velha e totalmente irrelevante com relação às coisas que estão acontecendo agora.

O mesmo acontece com o medo.

— Deve existir alguma razão para isso — a mulher se pergunta.

Sim, em algum momento, havia uma razão para o medo, bem como para essa raiva abrangente e profunda. (Não uma objetiva,

---

[4]Questionar, ou Questionamento — por tradição, é um tipo de prática espiritual em que se usa a pergunta "Quem sou eu?" Nos ensinamentos de Lee Lozowick, essa pergunta se transforma em: "A quem estou enganando?" Ela é usada aleatoriamente, em resposta a qualquer sentimento, pensamento ou experiência que possa surgir. É usada para se obter *insight* sobre a verdadeira natureza de alguém.

mas uma razão que fazia sentido para o ego na fase de sua formação.) E essas razões são totalmente irrelevantes para o contexto de nossas vidas como adultos. Mesmo assim, continuamos a reagir como crianças que foram cruelmente retiradas da amamentação no peito materno ou treinadas a usar o vaso sanitário cedo demais, ou até como criminosos. Mesmo quando somos adultos maduros, ainda tentamos compensar o que nos aconteceu na infância.

Em qualquer caso, o melhor caminho para se lidar com o medo ou a raiva é perceber que essas características são as reflexões básicas com as quais você funciona, das quais você se defende e com as quais você se expressa. Portanto, lembre-se de que você está sempre tentando esquecê-las. Por fim, questione essa característica, sem se iludir ao identificar qualquer uma das circunstâncias superficiais ou manifestações em sua vida como causa para esse sentimento. (Quando as coisas que lhe causam medo ou raiva surgem em sua vida, geralmente elas são apenas iscas.)

Tenha em mente que eu não estou falando sobre medo ou raiva decorrentes de um evento natural ou instintivo. Se alguém que ama está muito doente, você teme por ele. Suponha que, ao sair de uma reunião de negócios, perceba terem amassado o seu carro. Você fica com raiva. Não estou falando desse tipo de medo ou raiva. Estou falando de motivação primária, o dilema essencial, o sentimento vital que permanece presente quando não existe nenhuma razão aparente para tal, quando a provável razão desaparece, ou até depois de enxergar por meio da razão.

Não comprometa a sua capacidade de ser livremente feliz com a falsa suposição de que as coisas ou circunstâncias em sua vida são as causas para esses sentimentos (tanto a felicidade quanto o seu oposto). Por exemplo, uma mulher pode dizer "Toda vez que fico realmente vulnerável em relação a um homem, ele me deixa,

A alquimia do amor e do sexo 47

e essa é a razão pela qual tenho medo de me relacionar". Bobagem! Ou um homem pode dizer "Eu dei tudo a ela. Compartilhei a minha vida, e agora olha o que ela está fazendo comigo nos tribunais. Estou com raiva". Essas explanações superficiais não têm nada a ver com os empecilhos da raiva ou do medo.

Como criar confiança na característica que precede o medo e a raiva? Temos de começar em algum ponto e avançar um passo de cada vez, senão não vai funcionar. Comece a prestar atenção na freqüência com a qual você não confia na característica que precede o medo e a raiva. Comece a se policiar sobre como usa a boca — o que você diz a quem, como diz, o tom da voz, com que freqüência. Comece a observar suas ações com objetividade, de forma não passional, sem chegar a nenhuma conclusão. Se perceber que só fala coisas negativas, como reclamações constantes, você deve agir de forma mais positiva. A primeira providência a tomar, portanto, é parar com esse hábito tão destrutivo.

Contudo, para confiar plenamente no contexto da liberdade, não existe nenhuma fórmula aplicável de "como fazer". Uma característica livre não é algo que você consiga, ou realize por meio de esforço, ou domine pelo trabalho ou aprendizado. Ao contrário, é uma questão de relaxamento. É uma questão de destilar e refinar. O que sobra depois de destilar, destilar e destilar é o Contexto[5], a essência de tudo isso. A maneira de se começar a destilar as qualidades da vida e refinar a presença de alguém é começar a tratar a raiva e o medo como se não fossem válidos ou justi-

---

[5]Contexto — a textura ou disposição que permeia a forma ou o conteúdo. Quando não aparecer em letra maiúscula, refere-se ao sentimento ou à qualidade que permeia a circunstância de um indivíduo. Quando em letra maiúscula, Contexto refere-se à condição de Entrega à Vontade de Deus, como no caso do mestre espiritual.

ficáveis. Sempre que reclamamos, "xingamos" e nos afastamos da vida, reforçamos essas condições primárias.

As mulheres têm a tendência de se afastar da vida quando surge o medo. Elas tendem a se retirar para um canto e mergulhar no próprio medo. Tendem a se calar, a se fechar. Quando a raiva está presente, os homens tendem a avaliá-la e apoiá-la com um tipo de camaradagem ao inverso — brigando e tendo ações destrutivas, agredindo quem estiver na frente.

Você começa a refinar a vida quando apara as arestas. Não imponha a si mesmo atitudes positivas, como: "Todos os dias, em todos os sentidos, eu estou cada vez melhor." Isso só vai encorajá-lo a esquecer a raiva e o medo por um certo tempo, ou até por alguns anos.

O processo é uma questão de destilação e refinamento. A raiva e o medo já estão lá. As causas da raiva e do medo não estão nas circunstâncias, absolutamente. Portanto, não force a situação.

SEGREDO 4

Por que o homem não pode chorar

(e como a mulher entende isso)

A maior parte dos homens tem raiva. Eles ficam assim porque não podem chorar. É muito mais fácil ficar com raiva — existe um prazer egóico nisso. Esse sentimento é forte, prazeroso, e sempre tem um objetivo real ou imaginário. Isso não acontece necessariamente com a tristeza.

Muitos homens simplesmente não querem andar por aí mergulhados em tristeza. Os homens gostam de saber o "porquê" das coisas, e não "apenas sentir". Logo, a raiva nos homens é o resultado de sua inabilidade — às vezes falta de vontade, mas na maioria das vezes, a inabilidade — de chorar, de lamentar a perda de alguém, de sentir tristeza, não só quando o carro fica destruído numa batida, mas, além disso, de chorar com sinceridade por causa do remorso racial, de chorar pela sua espécie, de sentir a tristeza de Deus. (Do jeito que estou colocando, chorar aqui não é somente a capacidade de derramar lágrimas, mas, sim, de lamentar, de sentir profundamente e com o corpo inteiro.)

Muitas mulheres, porém, reagem à raiva dos homens como se fosse algo injustificado, como se fosse a raiva de um garotinho que não conseguiu o que queria, e não olham para a causa da

50 LEE LOZOWICK

raiva. Elas sempre presumem que a raiva do homem é controlável e superficial. Aí os homens ficam com mais raiva, ou até violentos. A raiva do homem tem um propósito imediato — a mulher que reage a ele! Por exemplo, um homem chega em casa com raiva porque não conseguiu o aumento de salário que queria, e sua esposa fica perturbada com a sua raiva. O que ele faz? Ele se volta contra *ela*. É um círculo vicioso.

O homem raramente entra em contato com as profundezas de seu ser que estão relacionadas à tristeza. Em vez disso, utiliza o relacionamento com a mulher como o ponto focal de sua raiva. A mulher se torna a causa projetada da raiva do homem quando deveria ser a solução. A mulher, ou seja, o Feminino[6], é a resposta para a raiva. A mulher é o coração da tristeza dentro do qual a plena e verdadeira cura é possível. Os homens ficam com raiva das feministas, e de muitas outras coisas, como um disfarce para a verdadeira fonte de sua dor. Mesmo quando acreditam que a raiva é um tanto pecaminosa e negativa, muitos homens irão mostrar uma raiva sublimada ou disfarçada em sua maneira de menosprezar as mulheres — seja assumindo postos de autoridade ou se tornando um tipo de policial, oficial ou algo no gênero. Esse tipo de homem grita ordens para sua secretária, como "Traga meu café", mesmo que a garrafa de café esteja a dois passos de sua mesa. No entanto, fazer com que ela lhe traga um café é um sinal de controle e poder (isto é, raiva reprimida).

Em geral, a reação psicológica à raiva é: "Se estou com raiva, é porque sou mau, portanto não devo sentir raiva", e essa atitude se traduz em negação, ou supressão, ou possivelmente e até pior,

---

[6]O Feminino — uma das polaridades universais, que tem a ver com a manifestação e a forma do Divino; também pode se referir às características essenciais e psicológicas no domínio humano.

A *alquimia do amor e do sexo* 51

em algo de "bom". "Se eu não posso ficar com raiva", diz um homem, "então vou apenas justificar a minha raiva, em minha própria mente, e torná-la necessária e positiva".

As mulheres têm um papel fundamental ao determinar para onde a raiva expressa de um homem será direcionada. Como todo homem nasce e existe em função da mulher, essa profunda dependência inconsciente do Feminino, tanto no nível pessoal quanto no sentido cósmico, cria toda a neurose masculina — a justificativa primária do ego pela misoginia e pelo comportamento patriarcal insconsciente. Dessa forma, a expressão simples e emocional da raiva é transformada em outra coisa.

Como a raiva é direcionada às mulheres, é normal elas se sentirem ofendidas ou insultadas, mas elas sabem, por intuição, que não são a causa. Os homens têm raiva porque, durante centenas de anos, eles controlaram as mulheres e eles sabem que não estão vivendo de forma justa, ou verdadeira, em relação à Natureza Divina da Realidade. No nível psicológico, os homens se sentem impotentes quando se deparam com o poder, e não têm consciência nem conseguem entender isso. Eles são incapazes de fazer alguma coisa em relação à sua impotência, a não ser ficarem com raiva, sofrerem os efeitos dessa raiva e serem manipulados pelos sentimentos de impotência e frustração.

Hoje em dia, as mulheres estão tentando voltar, reaver o seu lugar correto dentro da matriz energética da vida humana na Terra. Mas elas estão tão confusas e inconscientes quanto eles, e assim o seu esforço instintivo em relação ao reequilíbrio é sempre gerado por um discurso e uma ação antimachistas, inferiorizados e dominantes. (As mulheres declaram querer igualdade, mas na verdade querem restabelecer a cultura da Deusa que é a fonte da verdadeira Sabedoria e da vida sagrada.)

Os sentimentos de impotência dos homens são verdadeiros

em um nível superficial, mas, no fundo, a raiva nos homens é o resultado da impossibilidade de se lamentar a perda da Verdade. Se uma mulher fosse capaz de entender que a raiva do marido não era exatamente em função de não ter conseguido o aumento de salário, mas sim em função de um certo bloqueio emocional, ou restrição; se ela pudesse deixar de interpretar a raiva dele como algo pessoal ou deixasse de se ofender por isso, haveria uma grande diferença na dinâmica entre eles. (Isso não transformaria a raiva, mas em muitos casos ajudaria o homem a restabelecer o equilíbrio e resolver a questão.) Toda essa situação seria transformada se a mulher pudesse compreender o lado dele que está clamando nas palavras agressivas, em vez de reagir ao lado que esconde a verdadeira ferida. (Mas agora eu sei que esse tipo de sensibilidade é bastante raro. A raiva não estimula a empatia e a compaixão, como acontece com a tristeza. A raiva se degenera facilmente em violência.)

Se as mulheres pudessem lidar com a raiva dos homens e "assumir uma posição definida"[7] em relação à habilidade dos homens de se lamentar, em alguns casos (não em todos, é claro) eles poderiam sentir esse reconhecimento. Eles ficariam tristes e se permitiriam receber cuidados.

Quando um homem está envolvido no próprio processo, e principalmente se estiver se sentindo perturbado e voltado para dentro, a primeira coisa que a mulher quer fazer é "adotá-lo". Ela tentará ser carinhosa, sem entender que seu maior desejo é ficar sozinho para vivenciar toda a tristeza. Quase sempre, se o homem tiver três minutos que sejam — um pouco de espaço — ele estará logo disponível e presente outra vez.

---

[7]Assumir uma posição definida — uma expressão popularizada por Werner Erhard. Assumir uma posição definida é se comprometer a apoiar algo ou alguém, ou ter vontade de se responsabilizar por alguma coisa.

A alquimia do amor e do sexo   53

Em nível psicológico, os homens precisam de espaço e as mulheres, de segurança. Quando uma mulher está sofrendo, ela quer que o homem a tranqüilize, lhe dê conforto e apoio por meio do contato e do toque. Ela quer que ele lhe diga: "Eu ainda a amo, ainda a desejo, você é linda", mesmo que ela esteja com uma aparência horrível.

Um homem não quer esse mesmo tipo de segurança. Um homem quer espaço. Ele quer resolver o problema sozinho. Os homens podem resolver os problemas com rapidez, se forem deixados sozinhos. Se lhes fosse permitido sofrer a seu modo, muitos dos sentimentos negativos em relação às mulheres seriam eliminados.

A tristeza não é a origem da raiva, mas a raiva mascara a tristeza. Se a raiva não fosse usada como um disfarce, a tristeza viria à tona com naturalidade, e essa tristeza seria extremamente humilhante e transformadora. Essa tristeza autêntica é o sofrimento pela condição humana: a tristeza de perceber a frustração do Divino, de reconhecer a impossibilidade da perfeição em relação a Deus, de nos ver como realmente somos, despidos das pretensões do ego e livres de nossas projeções, desejos, esperanças, e medos. Viver com base *nessa* Realidade seria tão libertador e vivificante que não desejaríamos mais nada.

Todavia, como essa Autêntica tristeza é muito desgastante, a raiva tenta evitá-la. A raiva é a resposta da psique (ou do ego) à internalização da própria insignificância, ou da sua falta de autonomia, em comparação ao "Tudo" ou "Todo" do Ser Divino.

Às vezes, nos referimos a essa tristeza como se ela fosse uma tristeza comum, relacionada a alguma questão específica de nossas vidas. Uma vez que você tenha sentido o "verdadeiro coração

54 LEE LOZOWICK

de tristeza"[8], conforme a descrição de Chögyam Trungpa, você sabe, por experiência, tratar-se de algo diferente da tristeza comum. Mas antes de experimentar no corpo a diferença entre tristeza comum e o "verdadeiro coração de tristeza", você não pode defini-la, pois só o entendimento intelectual é muito escasso e limitado.

Logo, não devemos confundir a tristeza habitual — a tristeza sincera em relação a uma perda real ou a alguma dor em relação ao sofrimento da pessoa humana — com a tristeza de Bodhisattva[9]. Deixar de fazer essa distinção significa esquecer Deus mais uma vez.

---

[8]Verdadeiro coração de tristeza — descrito pelo mestre budista tibetano Chögyam Trungpa em *Shambala, The Sacred Path of the Warrior* (Boston, MA: Shambhala Publishing, 1984). Pelo caminho da meditação, o "guerreiro" experimenta a vulnerabilidade natural. O coração fica exposto e é, em conseqüência, profundamente tocado pela condição dos outros.

[9]Bodhisattva — no Budismo, um ser ou divindade que é a incorporação da compaixão. Antes de salvar-se a si mesmo, um Bodhisattva faz juramento de salvar da ilusão da existência todos os seres sencientes.

SEGREDO 5

A convivência pode gerar o descaso

Durante a Idade Média, existia na Europa um movimento especial da fidalguia no qual os homens faziam um juramento de nunca terem contato físico com uma mulher, mas apenas vê-la como o seu verdadeiro objeto de adoração — ela era tão pura que só poderia ser adorada, nunca tocada. Eles podiam escrever bilhetes e poemas de amor e suplicar a sua permissão para ser adorada, para aceitar a sua devoção.

Os homens e mulheres de nossa época tendem a ter uma dinâmica surpreendentemente parecida. Quando separados um do outro, a sensibilidade pela dinâmica essencial da energia que existe entre macho e fêmea fica muito apurada. Separados, eles podem prontamente experimentar sentimentos de extrema integridade, responsabilidade e clareza em relação ao outro. Eles podem desenvolver a clara intenção de estar juntos para servir e experimentar a compaixão, a generosidade e a delicadeza.

Como não estão sendo confrontados pelo estímulo superficial dos cinco sentidos, costuma ser bem mais fácil para eles "verem" ou instintivamente sentirem a pura e perfeita essência arquetípica um do outro — macho ou fêmea.

Portanto, paradoxalmente, os homens e as mulheres pretendem se relacionar entre si com base na relação essencial de energia que cada um representa; mas quando se encontram, o ego tende a usar a dinâmica física para criar uma circunstância completamente egoísta ou autocentrada, manipuladora em vez de relacional.

Vamos a um exemplo. Digamos que um homem e uma mulher passem o dia separados, e durante esse dia eles ocasionalmente pensem um no outro. O homem pensa: "Quando eu chegar em casa, vai ser bom ver minha mulher. Vou dar-lhe um tremendo beijo. Senti falta dela o dia todo, vamos sentar e conversar um pouco. Vou acender umas velas e lhe dar uma flor. Vai ser um momento especial." Talvez a mulher pense: "Vou chegar em casa um pouco mais cedo e fazer um delicioso jantar. Sei que a maneira de se conquistar um homem é pelo estômago."

Ao fim do dia, então, eles se encontram, cheios de cuidados em relação a elegância, sensibilidade e companheirismo. O homem chega em casa e, com um terrível senso de humor, diz à mulher, que ficou na cozinha durante horas preparando um jantar maravilhoso:

— Que cheiro horrível é esse, querida?

Depois, olhando para a carne assada no forno, diz:

— Não me diga que é o cachorro? Ah, que pena, eu já estava começando a gostar daquele bichano!

Bem, de uma certa forma, a mulher, que já estava acostumada àquele senso de humor, fica contrariada e diz:

— Ha, ha, ha, que engraçado! Vá tomar um banho e se preparar para o jantar. Ele diz:

— Está bem —, e sem pensar nada sobre o assunto, sai dançando para o banheiro, feliz como um pinto no lixo, para lavar as mãos, ou, o que é mais provável, se admirar no espelho.

Minutos depois, o homem sai do banheiro e vai se sentar à mesa. Agora é a mulher quem diz:

— Nada disso. Quero que você se sente *aqui* —, indicando um lugar diferente do que ele havia escolhido. Ele retruca:

— Não posso me sentar *aqui*?

Ela responde:

A alquimia do amor e do sexo 57

— Não, não pode, você tem de sentar *aqui*, é muito importante. Ele desiste e acaba se sentando onde ela havia mandado, mas, ao mesmo tempo, fica um pouco chateado também. "Afinal," ele pensa, "a casa de um homem deveria ser o seu castelo, não deveria? E o rei deve poder se sentar onde ele bem entender, não é mesmo?"

Por fim, ela traz o jantar, e começa a dançar e até a cantar ao redor dele, daquele jeito que as mulheres fazem quando estão felizes e apaixonadas. Ela está cuidando dele como se fosse um bebê. Contudo, não existe nada mais irritante para um homem do que ser tratado por uma mulher como se ele tivesse dois anos de idade. Assim, como você pode imaginar, ao fim do jantar, os dois tinham uma lista de queixas. Ambos estavam chateados, muito embora estivessem sendo educados um com o outro, porque o "melhor" vem depois. Mas a tensão está crescendo muito.

Enquanto estavam separados um do outro, não existia nenhuma chateação, apenas o amor e a admiração, e eles tinham a intenção de serem diferentes em seu relacionamento. Mas, uma vez juntos, os mecanismos psicológicos habituais e ignorados obscureceram completamente as melhores intenções.

Os homens costumam dizer: "Mulheres — não podemos viver com elas, nem podemos viver sem elas." E as mulheres costumam dizer: "Homens — o que faríamos sem eles? São todos uns garotinhos, mas são tão engraçadinhos. Eles são encantadores!" Não importa se um homem se parece comigo (um Picasso abstrato), ele ainda quer voltar para casa e ter uma mulher que pensa: "Chegou o meu herói!"

Às vezes, o homem sabe o que uma mulher quer, ou como as mulheres querem ser tratadas, ou quais são as necessidades da "Mulher Essencial", e vice-versa. Entretanto, o dilema está em como resolver a briga entre nossos sentimentos nos momentos claros e sensíveis e o inacreditável poder do ego que imediatamente nos cega com suas intenções desviadas. (Você não deveria se enganar em relação às intenções do ego neurótico. Talvez "desviada" seja uma palavra muito sutil. A intenção do ego é manter a sua sobrevivência, e ele irá destruir qualquer coisa que lhe apareça pela frente! Qualquer coisa — inclusive o próprio corpo. Muitos casos de suicídio demonstram isso de um modo previsível em termos psicológicos.)

Há três coisas extremamente úteis para se trabalhar com essa dicotomia, esse dilema: Entendimento, Intenção ou Resolução, e a Disciplina para pagar o preço. A primeira coisa que temos de trabalhar é um entendimento claro e preciso da mecânica do hábito — de como o sexo se torna uma ferramenta poderosa para manipular o eu e os outros, e não um elemento prazeroso da relação. Isso inclui o reconhecimento de que a mudança não acontece da noite para o dia, e de que a mudança e o progresso acontecem quando se está envolvido no momento presente, e não em algum outro lugar.

O segundo elemento para se trabalhar com o dilema dos homens e das mulheres tem a ver com cultivar a atitude de que a resolução vem com a prática, a experiência, a auto-avaliação e a intenção de ser diferente. A resolução não surge sob a forma de uma imposição do tipo "ou oito ou oitenta," uma prática ascética.

O terceiro elemento necessário é a vontade de dedicar atenção e disciplina ao desejo de se tornar um ser humano pleno, fiel à energia do gênero masculino ou feminino. E precisamos fazer com que a solução desse dilema valha o preço a ser pago. Se você "desistir" toda vez que encontrar uma dificuldade, nunca vai lidar com a questão do Relacionamento Correto; nunca irá casar a Verdadeira Masculinidade com a Verdadeira Feminilidade; nunca irá integrar a saúde e a vitalidade do próprio anima/animus.

Assim, chegar ao ponto de conseguir estar com um amante ou um parceiro sem tensões é uma questão de prática, estudo, experiência e, basicamente, do próprio contexto. Não existe uma maneira rápida de transformar não só uma vida inteira de hábitos, mas muitos e muitos séculos de história e tradição.

SEGREDO 6

O segredo do louva-a-deus

O louva-a-deus é um inseto interessante para o estudo de certos comportamentos canibalísticos, já que a fêmea come o macho depois de emprenhar. Ela começa com a cabeça, e come a melhor parte no fim — o gostoso e carnudo corpo. Às vezes, o macho do louva-a-deus continua a copular por até horas e horas após a sua morte, enquanto a fêmea devora o seu corpo.

Em algum lugar recôndito de suas psiques, muitos homens sentem ser exatamente isso o que acontece quando estão com uma mulher. Eles sentem não somente suas vidas serem devoradas, mas acreditam-se mesmo castrados pelas mulheres. Esse sentimento não se dirige, necessariamente, a nenhuma mulher. Mas trata-se de uma dinâmica de energia psicológica, e até patológica, do macho com a fêmea.

Os homens têm uma agressividade intensa em relação às mulheres, a qual é voltada à "fêmea renegada" da espécie em geral — ou seja, contra a "devoradora", a "opressora", que constitui um elemento de toda mulher. Essa agressividade masculina é direcionada à manifestação neurótica das mulheres, não ao caráter sombrio do arquétipo (que é uma parte necessária da energia feminina).

De fato, o Feminino realmente consome o Masculino, e qualquer homem em sã consciência suplicaria para se entregar realmente a Isso — a Ela. As mulheres não querem castrar os homens. O que uma mulher deve fazer quando se dá conta de que o sujeito de trinta anos de idade em quem ela depositou todas a suas esperanças é apenas um punhado de reações e "botões prontos para serem acionados"? É muito deprimente. Os homens se ressentem disso quando as mulheres agem como mães, mas eles também não entendem que incitam essa dinâmica por meio de sua atitude.

A agressão masculina no que diz respeito às mulheres não se dá com todos os homens no mesmo grau, mas é bastante comum porque a maioria dos homens não recebeu uma criação natural. Logo, eles tendem a crescer e estruturar suas vidas como uma reação à fragilidade maternal e não a partir do poder de saberem quem são como homens. Eles crescem sob o efeito de forças que, segundo sentem, deveriam dominar. Em vez de culpar as próprias mães por isso, culpam todo o gênero feminino. Esse efeito surge tão cedo na vida dos homens, e é tão estrategicamente esquecido, que quando chega à idade adulta, já desenvolveram uma consciência social responsável por obscurecer os seus padrões primários, subconscientes. O homem não sabe que, na verdade, está gostando da companhia de uma mulher pela conquista, pela "caça". Ele aprendeu com tanta facilidade a ser socialmente aceito que reprime esse conflito entre sua existência essencial e seu condicionamento. (E existe também um nível em que os homens gostam mesmo da energia feminina, de sua companhia e natureza. Mas eu estou mostrando um fato.)

Nancy Friday escreveu um livro chamado *My Secret Garden* (Nova York: Pocket Books, 1973), sobre as fantasias sexuais femininas. Era um livro polêmico e aterrorizante. Depois, ela escreveu um livro sobre as fantasias sexuais masculinas, com material coletado em questionários e anúncios colocados em revistas.

A alquimia do amor e do sexo 61

Em termos gerais, achei que o livro sobre as fantasias masculinas era sem imaginação, bem maçante e desinteressante em comparação ao livro das mulheres. E é assustador saber quantos homens têm fantasias que envolvem violência contra as mulheres após fazer amor com elas. (É claro que a maioria dos homens não chega a realizar essas fantasias na prática porque eles possuem uma consciência rudimentar.) Eles não podem comunicar abertamente tais fantasias porque muitas vezes elas vão de encontro à natureza moral do homem e aos seus instintos mais íntimos. De forma geral, os homens são reprimidos e afastados da masculinidade espontânea, genuína.

Por outro lado, as fantasias sexuais das mulheres assumiram a forma de escravidão, de estarem subjugadas aos homens ou de serem servas dos caprichos masculinos. O curioso é que as mulheres tendem a ter fantasias não de castrar os homens (como eles temem), mas de servi-los, numa posição submissa. Isso parece bastante interessante, se considerada toda a brutalidade com a qual as mulheres foram tratadas nos últimos séculos pelos homens.

Para que um menino desenvolva um forte senso da própria masculinidade, um tipo de elo deve ser estabelecido durante a infância. Porém, era comum acontecer em nossos dias de a mãe ir para o hospital, o bebê nascer e ser levado na mesma hora para uma incubadora. O pai chegava e segurava o bebê, mas só por um ou dois minutos. Não estimulavam a amamentação nem o "parto natural", e a atitude que prevalecia era a de não incomodar a mãe. A mamadeira era sempre oferecida ao bebê, para que ele se acostumasse a um determinado horário e a mãe não fosse incomodada. Não é preciso dizer que não havia quase nenhuma ligação com o pai — tanto com os meninos quanto com as meninas.

Desde o começo da vida, os bebês deveriam estar ligados ao pai e à mãe, e depois terem a companhia masculina com regularidade, para que pudessem desenvolver modelos de papéis firmes e coerentes. O afeto às crianças deveria ser livremente demonstrado em qualquer ambiente — o afeto entre homens, entre mulheres, entre casais e, é claro, entre os pais e as crianças. Uma das coisas mais prejudiciais que pode acontecer a um menino é ver o pai demonstrar afeto à mãe, mas não a ele; ou ver a mãe demonstrar afeto ao pai, mas não a ele. Algumas pessoas acham mais fácil dar afeto aos parceiros do que a uma criança, e isso, apesar de lamentável, é compreensível, ao se considerar quantos adultos nunca tiveram um acolhimento ou um vínculo afetivo adequado.

Uma abordagem ou atitude positiva para lidar com a violência que os homens sentem em relação às mulheres é, em primeiro lugar, não estimular esse comportamento. Caso o homem esteja disposto a se curar, a atitude de contê-lo terá o efeito de uma lente de aumento diante da atitude violenta. Isso será um estímulo para que ele tenha uma clareza destituída de emoção, a qual abrirá espaço para a mudança e fornecerá o acesso para a verdadeira mudança.

No âmbito intelectual, é fácil entender as razões psicológicas para a violência e a agressividade, mas a fim de atuar com base nos grandes insights um homem deve aprofundar a auto-avaliação e a disciplina. O processo de agressividade só pode ser amenizado se o homem for capaz de estar em uma situação em que a agressividade venha à tona e permaneça retida, na consciência, num nível anterior à agressividade ou à violência.

O questionamento é o modo de estar continuamente aprofundando, em etapas, o nível de conscientização no qual se percebe as coisas. O que se quer é chegar ao nível anterior, ao ponto no qual o processo de agressividade começou. Portanto, quando o processo

A alquimia do amor e do sexo   63

surgir, a pessoa deve se perguntar: "A quem estou enganando?" Por exemplo: "Eu não odeio as mulheres de verdade... A quem estou enganando?" A prática se torna mais natural e efetiva à medida que vai sendo realizada, e surgirá espontaneamente, mas, a princípio, deve ser realizada de maneira intencional.

A agressividade e a violência não são um "dom" da espécie. Ainda que você possa ter herdado um pouco dessas características, a agressividade e a violência até agora são apenas condicionamentos comportamentais.

Assim como muitos problemas políticos, não existe uma solução imediata para esse processo de agressividade e medo entre homens e mulheres. Mas se analisarmos o problema e nos comprometermos com seriedade a solucioná-lo, possivelmente nas próximas gerações haverá um número suficiente de pessoas que seja capaz de definir o problema com tal clareza que o reconheça em seu próprio comportamento e, então, por já ter domínio do assunto, possa passá-lo adiante. Por enquanto, o máximo que podemos esperar é identificar nossas próprias motivações e amenizar a agressividade nelas. Talvez desse jeito possamos mudar o contexto de nossas reações para a Entrega à Vontade de Deus[10].

---

[10]Vontade de Deus — a expressão natural do movimento divino universal. Então, a Vontade de Deus não é um édito gravado numa pedra diante do qual devemos curvar a própria vontade, mas um sentido intuitivo de "retidão" para o qual podemos escolher a resposta em qualquer circunstância especial. Ficar "entregue" significa não ter nenhuma escolha a não ser reconhecer que a nossa reação é adequada às necessidades daquele momento.

SEGREDO 7

A necessidade de oferecer provas à mãe

Como G. I. Gurdjieff[11] teria dito, para ser Homem "com H maiúsculo" é necessário provar aos próprios pais. (Esse não é o único ingrediente, mas um deles, com certeza.)

Se você é do sexo masculino e ainda tem necessidade de demonstrar sua masculinidade à sua mãe, vai sentir-se impelido a fazê-lo para toda mulher com quem tiver uma relação íntima e mesmo com a que não tiver. (Você pode fazer isso por uma postura física somente, o que significa tanto para o subconsciente quanto uma experiência sexual.) Com certeza, esse não é o meio correto de se relacionar com as pessoas. Até mesmo com a sua mãe, esta não é a melhor forma de se relacionar — ter de provar para ela o quanto você é agora, bem-sucedido, independente e "adulto".

As mães sempre vão tratar os filhos como bebês, mesmo quando eles estiverem com 45 anos de idade, e até quando eles estiverem mortos. Mostrar-se bem-sucedido para a mãe não é suficiente para convencê-la de que você é um adulto, porque para sua mãe você sempre será um bebezinho. Isso é óbvio. Não é nenhum segredo esotérico.

---

[11]Gurdjieff — místico, autor e mestre russo do século XX.

A alquimia do amor e do sexo

Crescer realmente é amar a mãe pelo que ela é — sua mãe — e exatamente como é, e não como você deseja ou desejava na época em que era um bebê. Convencê-la de que você finalmente é um adulto e pode tomar as próprias decisões não só é inútil, como também totalmente impossível. Você comprova isso simplesmente amando-a, mas amando-a de verdade. Mesmo quando alcança um grande sucesso e uma multidão se curva a seus pés e lhe pede autógrafos, sua mãe ainda o considera um bebê. Você nunca vai conseguir provar seu crescimento à sua mãe exibindo o que você ser tornar, mostrando aquilo que é; ao contrário, precisa deixá-la saber quem ela é para você.

Sem dúvida, se tenta se provar à sua companheira, você pode enxergar os obstáculos que surgirão no relacionamento. (Que relacionamento?) Alguns homens tentam se provar às mães sendo ríspidos e intratáveis com as companheiras: "Vou mostrar a você que sou independente e não estou pendurado na barra de sua saia." Eles nunca dizem uma palavra agradável, nunca se arrependem de nada. Os machos nunca se entregam às companheiras (mas com freqüência ficam deprimidos depois que atingem o orgasmo, embora neguem isso, principalmente para si mesmos).

Alguns homens tentam se provar às mães, sendo submissos e "sugando" as mulheres: "Sim, querida. Sim, querida. Sou ou não sou um bom menino? Eu faço tudo que você manda. E nunca faço nada de errado." E mais: "Sim, querida, desta vez não estou fazendo nada de errado... mamãe..." Tente tal atitude com uma companheira que o deseja como um homem e aguarde. Existem vários métodos de se fazer essa experiência, mas é óbvio que se você está tentando se relacionar com alguém diretamente como igual, essa é uma maneira muito negativa de lidar com a situação. Você já percebeu como alguns homens se casam com mulheres que são a cópia fiel das mães? Isso é muito comum. Muitos homens "se casam" com as mães porque eles não podem trepar com elas ou mamar no seio materno na idade em que estão. No entanto, eles podem trepar com as esposas e continuar sendo as crianças dependentes ou rebeldes que sempre foram. E pensam que isso é amor! "O relacionamento vai dar certo porque não tenho de mudar", eles sentem no subconsciente; "minha mãe sempre me amou a despeito de minhas fraquezas e a minha mulher (a nova mãe) fará o mesmo. Em geral, esse não é o tipo de assunto que um casal discute entre si. Estamos falando de motivações básicas que estão sempre tão distantes do consciente e são consideradas ridículas quando vêm à tona.

As mulheres tentam se afirmar às suas mães de modo parecido: elas usam os companheiros. "Se eu administrar a vida de meu marido, você pensará que eu sou competente. E aí, mamãe, você não me tratará como um bebê quando eu estiver com 36 anos."

Se uma mulher estivesse tentando conscientemente provar sua capacidade à sua mãe, tudo bem. Se ela fizesse isso com total consciência e atenção, ela poderia parar a qualquer momento. Mas, se ela parar para analisar o conteúdo de seus relacionamentos, verá que eles são mecânicos e compulsivos, extremamente compulsivos. (E essa é uma boa razão para se engajar na vida espiritual — porque não agimos intencionalmente. Se de fato soubéssemos o que estamos fazendo, não precisaríamos de uma vida espiritual.)

Ao reconhecer que "se casou com sua mãe", você não deve ficar alarmado e pensar: "Meu Deus, tenho de achar outra pessoa. Que coisa terrível! Eu fui impelido a essa situação por algum padrão neurótico." E daí? Muitos de nós entramos em relações por padrões puramente neuróticos. Podemos ter excelentes relacionamentos a partir desses padrões se lidarmos com a situação do jeito que ela se apresenta, evitando o padrão neurótico com clareza e sabedoria.

A alquimia do amor e do sexo 67

Faça as pazes com a situação. Afinal de contas, quantas pessoas obtêm uma oportunidade real de ver a verdade, e de efetivamente resolver seus desconhecidos, porém sempre estimulantes, conflitos com a realidade adulta? Sem essa atitude, o casamento será, na melhor das hipóteses, benéfico e agradável, mas ainda baseado numa mentira; e, na pior, será um pesadelo de violência e negação, condenado à "co-dependência infernal" ou ao fracasso prático.

A mudança não está em questão. As experiências não estão em questão. Tente lidar com o momento atual e não com hipóteses.

SEGREDO 8

Como resgatar o feminino

Um dos temas mais comuns em psicoterapia hoje refere-se a "resgatar o feminino". Em minha opinião, contudo, está fora do domínio da psicoterapia tentar lidar com o resgate do feminino. Em vez disso, a psicoterapia precisa lidar com as origens (na infância) do abuso, da negligência e da humilhação por parte de adultos ignorantes.

O masculino só está doente por causa do estado do feminino. Se o feminino fosse na verdade "resgatado", nada teria de ser feito com o masculino; ele seria automaticamente pleno e saudável. Todo o problema reside no fato de se ter rejeitado o Feminino e sua beleza, sua fecundidade, sua profundidade, em favor do masculino e de sua dominação, manipulação e poder exacerbados. A doença do masculino é, de fato, uma reação, uma tentativa desesperada de aliviar a profunda culpa e vergonha de ter abusado e menosprezado tanto o Feminino. Essa doença é uma tentativa do homem de esquecer a impotência que experimenta sem o Feminino como o contexto de, e parte de, sua realidade.

O verdadeiro e pleno resgate do Feminino exige uma conexão com uma fonte na qual o Feminino já é sagrado e no próprio papel.

Muitas pessoas desfrutam experiências de comunhão com esse Feminino, mas para adentrar em seu contexto, perceber de vez o fluxo de suas bênçãos, em minha opinião, é necessário ser

A alquimia do amor e do sexo

apresentado por alguém que já esteja lá. A tentativa de perceber este fluxo por intermédio da própria força tem sido repleta de obstáculos, pois nenhuma iniciativa pode advir somente daquilo que o isola da origem e o mantém distante dela durante toda a sua vida: o ego. Então, trata-se de um processo autodestrutivo. Embora em teoria seja possível, na prática é impossível.

Para mim, contactar o Feminino é contactar a pura essência, o mesmo que encontrar Deus. A alguém que possa fazer isso, eu chamaria de bruxo, devoto, ser iluminado, guerreiro ou xamã. Modelos adequados de psicoterapia podem ajudar a nos liberar, para sermos capazes de considerar essas possibilidades que não aventamos por causa da rigidez de nossa mente. Por conseguinte, a psicoterapia pode nos ajudar a utilizar o lado direito do cérebro — e a ser mais livres diante de nossas vastas possibilidades.

No contexto cultural como um todo, são séculos de dominação masculina e séculos de manipulação do feminino. Não podemos nos separar de nossa memória genética. Seja lá onde estivermos ou o que fizermos, carregamos essas memórias por toda parte, e assim a confusão está formada.

Portanto, em nossa capacidade de resgatar o feminino, a primeira coisa a fazer é saber quantos registros escondidos possuímos (como a memória genética de que os machos dominam as fêmeas), de forma a podermos desenvolver um desejo pela cura, pela plenitude. Isso já é um grande passo — um passo que a maioria das pessoas não dá. As pessoas pensam: "Bem, tenho um pequeno problema. Mas não é nada sério." Mas é!

Em seguida, basta manter esses registros em mente e criar o desejo de não estimulá-los, para que não sejam tão maléficos e prejudiciais. Quando chegar à raiz desses registros, você não os terá mais, nunca mais. Enquanto isso, não se envolva em situações sem pensar. Mantenha a sua atenção, saiba que esses registros estão latentes em você e defina que você não os quer. Isso significa estabelecer uma intenção. Depois, a Influência Divina[12] tomará conta da situação, mas não sem a sua ajuda. A Influência Divina proverá os ingredientes necessários para fazer esses registros ocultos serem úteis, em vez de deixá-los inconscientes a ponto de entrar em ação com tanta rapidez que não dê a você chance de reagir.

O que estou sugerindo não é tão interessante, principalmente para o ego masculino. Na verdade, é a coisa menos interessante. Logo, no começo, você pode ter de fazer dessa avaliação um ato de vontade. É como estudar algo que você não quer porque precisa fazer uma prova. Você simplesmente estuda!

É provável que não consigamos achar a Verdadeira Masculinidade sem a Verdadeira Feminilidade. Antes de encontrarmos a Verdadeira Feminilidade, tudo que faremos será reagir ao Feminino. Mas se nos submetermos ao Feminino, podemos encontrar o verdadeiro masculino instalado em toda a sua glória. Aquilo que estávamos procurando por tanto tempo está em algum outro lugar onde não esperávamos.

Existem várias abordagens para se submeter ao Feminino. Uma delas é como Ramakrishna: vestido com roupas femininas e vivendo com as mulheres por um tempo, mas *como* uma mulher. Outra abordagem é a partir de uma disponibilidade interna mais do que da forma. Para isso, você deve avaliar as distinções entre o Masculino e o Feminino e estimular as qualidades do Feminino em seu comportamento e seu temperamento. Você estabelece uma certa disponibilidade em relação ao Feminino. Você nunca sabe o que pode surgir daí, portanto deve manter-se aberto a qualquer tipo de reação.

Mas não dramatize esse humor ou essa disponibilidade. Não diga a ninguém o que está fazendo.

Seja você homem ou mulher, entregar-se ao Feminino é o processo.

---

[12]Influência Divina — o poder transformador que alinha quem é vulnerável a Ela à Vontade de Deus. A Influência Divina é tangível e disponível por intermédio do mestre espiritual.

SEGREDO 9

A paixão pela vida

Você tem que se deixar levar mais pelas aventuras da vida. Com freqüência existe muito "eu" — muito ego — tentando destrinchar a vida. Relaxe e deixe-se asfixiar pela vida, caso contrário, ela irá consumi-lo. Você é a roda do carrossel e a vida está chegando para arrebatá-lo. Não se afaste. Quando a vida vier, atire-se nela. Somente as cores de uma sala e o rosto das pessoas, os quais revelam valiosas impressões, podem elevá-lo a estados de clareza mística. Olhe até a pessoa mais asquerosa com muita atenção, uma ou duas vezes por semana, e você será tocado pela compaixão e pela ternura.

Você não pode deixar a vida consumi-lo, exerça um vigoroso esforço de vontade. Possuo um certo grau de experiência e não consigo fazer isso porque tenho força de vontade. Eu costumo entrar na vida naturalmente. Veja os acidentes de carro: as pessoas bêbadas não costumam se machucar porque estão moles, meio embriagadas. O carro despenca num penhasco, e elas não estão nem aí. Quando caem no chão, parecem de mola porque estão completamente relaxadas. Quando você se contrai, acaba quebrando um braço ou uma perna. Assim, relaxe. Seja delicado, sereno, derreta-se com a vida. Deixe que ela passe sobre e através de você como uma brisa doce e suave.

72 LEE LOZOWICK

A vida é maior do que todas as limitações impostas a ela, e você precisa estar em um eterno romance, senão pode facilmente ser tragado pelas suas circunstâncias pessoais.

É fácil se tornar um robô, que acorda, trabalha arduamente e até adota práticas espirituais, mas tudo como um hábito mecânico. Você pode considerar o seu trabalho espiritual, ou qualquer coisa que esteja fazendo, extremamente importante e achar que deve dedicar a sua vida a isso, enquanto ao mesmo tempo esquece o verdadeiro significado de "dedicar a sua vida a isso".

A Obra[13] quer a sua vida — porém só se você estiver amando a própria vida, só no momento em que for inteligente, forte, confiante, capaz. Em suma: se estiver VIVO. A Obra não quer um humanóide tolo, descomprometido, brigão e agonizante. Entregar a sua vida à Obra é dar fôlego e atividade a ela todos os dias, é dedicar-se a ela com um entusiasmo diário. É preciso ter *a mente de um eterno iniciante*[14], como uma criança, e acreditar em milagres do tipo "Um dia, qualquer coisa pode acontecer!".

Para refletir sobre o começo de uma relação íntima que poderia ser para toda a vida, e provavelmente envolverá crianças (queira filhos ou não), você tem de ter uma relação com a vida. Quando se trata de ter um profundo e, espera-se, significativo envolvimento com outro ser humano, ao dedicar suas vidas um ao outro, você precisa se dar conta de que a vida ultrapassa o seu

---

[13]Obra, "A Obra" — termo utilizado em muitas tradições espirituais, e recentemente nos ensinamentos de Gurdjieff, para se referir à Obra de Deus, da qual os seres humanos são convidados a participar. Nos ensinamentos de Lee Lozowick, o termo é sinônimo de O Grande Processo da Evolução Divina e o alinhamento do indivíduo com esse processo. O Contexto de estar sendo movido pelo Divino, e não por si mesmo, determina se a atividade é da Obra. A obra é a *sadhana* (prática espiritual) objetiva, e somente aquele que está alinhado com a Vontade de Deus pode um dia saber o seu significado.

[14]Mente de iniciante — um termo descritivo utilizado por Shunryu Suzuki, Roshi, autor de *Zen Mind, Beginner's Mind* (Nova York: Weatherhill, 1970). Nos ensinamentos de Lee Lozowick, essa mente não chega a nenhuma conclusão das coisas (*Mente não Conclusiva*)

A alquimia do amor e do sexo   73

pequeno quarto. Haverá situações em que vocês vão querer se agredir por causa de alguma bobagem, talvez até fruto da imaginação. Haverá momentos em que pensará: "Meu Deus, eu só tenho quarenta anos. Ainda tenho mais uns trinta anos desse inferno." Você pode achar que é absolutamente impossível melhorar o seu relacionamento. É nesse exato momento que é preciso ter uma atitude de inocência — a crença de que nada pode acontecer. Lembre-se de que a VIDA é e sempre vai ser, não importam as suas circunstâncias pessoais.

Você sempre pode ter acesso à infinita magnitude da vida, não interessa o quão desesperançosa a situação possa parecer. Não é demonstrando amor ao seu parceiro que vai conseguir isso. Você consegue isso se amar a vida, e se amá-la intensamente. Desse modo, os seus relacionamentos serão intensos e interessantes também.

Há pouco tempo ouvi no rádio uma entrevista com Henry Miller, um dos meus primeiros heróis. Ele estava com 85 anos, tinha artrite, não conseguia andar sem um andador e só se levantava da cama com a ajuda de alguém. Todavia, a sua voz refletia o seu lema: "Sempre alegre e vivo." Ele disse: — Quando se tem a minha idade, tem-se de pensar na doença — e riu. Praticamente todo o som que saía de sua boca ecoava aquela risada.

Miller, então, estava incapacitado de usar a máquina de escrever, enxergava mal (era cego de um olho e meio cego de outro), sofria de tantas dores que mal conseguia dormir à noite, mas ele estava sempre cheio de vida, cheio de gás, como se costuma dizer.

Miller declarou: — Os norte-americanos não gostam de mim, mas os europeus me adoram. Não sou popular na América. — Isso não é surpresa. Os norte-americanos não têm gosto, e uma razão disso é que deixamos problemas aparentes ditarem o nosso humor e nossas opiniões. Deixamos que as circunstâncias definam os nossos relacionamentos. Se não conseguimos exatamente o que queremos, e quando queremos, se não temos exatamente a comida desejada, se as pessoas não são exatamente da forma como esperamos, ficamos deprimidos, chateados ou agressivos. Precisamos ter um amor intenso pela vida para sermos maiores do que essas coisas insignificantes.

Sempre costumo discutir outras alternativas, mas acho perfeitamente concebível que nós poderíamos ter apenas uma oportunidade na vida. Então, faça com que seja algo extraordinário, intenso! Faça com que seja algo real, pleno, rico, repleto de possibilidades. A vida deveria ser um caso grandioso, majestoso — os bons, os maus e os indiferentes. Se o dia for triste, fique triste. Se o seu dia "foi ruim", não descarregue isso nos outros. Sinta, experimente, coloque para fora. Não ocupe os seus amigos com reclamações. Se a vida hoje está desagradável, amanhã será melhor. É assim que funciona a mente de um iniciante. Tudo pode acontecer amanhã. Se essa foi a sua atitude durante vinte anos, e se durante esses vinte anos nada aconteceu no dia seguinte, não importa. Essa atitude basta!

Se não vive a vida com amor todos os dias, se não espera por um milagre todos os dias, você só está buscando Deus naquilo que parece bom — naquilo atraente, agradável e previsível. Muitos de vocês, leitores deste texto, são maduros o suficiente e já tiveram experiência bastante para saber o quanto não deveriam esperar que as aparências transmitam tudo. As aparências são completamente subjetivas. No entanto, você deveria olhar para o âmago das coisas; sentir a Essência através das aparências. Não é só você que é capaz disso, mas todos acabam tendo esta atitude com naturalidade. Só é preciso estar consciente disso, acreditar, e fazer essa consciência ser mais real do que as ilusões de suas crenças e opiniões habituais. Mas você não pensa nesta verdade quando as circunstâncias dificultam um pouco a vida. E se pergunta: "O

A alquimia do amor e do sexo 75

que acontecerá quando os cobradores começarem a bater à porta...?" E assim por diante.

Você sempre viverá com entusiasmo se tiver uma *mente de iniciante*. Se seu entusiasmo começar a esmorecer, não será por causa de seu trabalho espiritual, seus amigos, seu amado ou das adversidades da vida. Seu entusiasmo acaba se assumir completamente uma atitude que lhe foi passada por seus pais, seus professores e pela sociedade. Você assume a atitude de que tem de se mostrar sensual e charmoso, e aí se sente obrigado a estar sempre bem produzido, se vestir corretamente e usar o perfume da moda. Se o seu entusiasmo diminuir será porque você assumiu que a aparência é tudo, inclusive a aparência de sua visão de mundo, de sua política, de suas opiniões e suas crenças.

Para conseguir efetivamente "o sucesso" neste Trabalho de Despertar, de Transformar, é necessário aceitar o milagre — sempre. E o milagre é estar tão em paz consigo mesmo a ponto de poder dedicar a sua energia para receber e usar as oportunidades que estão sempre caindo do céu. Aceitar e agarrar essas oportunidades farão de você uma pessoa livre, cheia de vida, cheia de entusiasmo. Dessa forma, as circunstâncias da vida não mais o afetarão com tanto rigor.

É da natureza da Obra a revelação, a superação poderia acontecer a qualquer hora, e várias vezes! Contudo, sempre nos esquecemos disso.

PARTE II

Sexo – o que é e o que não é

Esta seção consiste em uma conversa simples e direta sobre a natureza da sexualidade humana. É uma tentativa de aliviar a pressão sobre o tema e esclarecer alguns dos equívocos básicos sobre sexo.

SEGREDO 10

Sexo — conveniência ou comunhão?

Com certeza, a procriação é, instintivamente, o objetivo da atividade sexual. Somos simplesmente animais nesse nível, e, como a espécie deve ser perpetuada, somos atraídos para o sexo. Mas, além disso, no mundo moderno, o sexo tornou-se uma conveniência bem sofisticada e refinada, numa parte do mundo em que o sexo não é apenas mais uma conveniência, mas *a* conveniência. Sem dúvida, em Bangladesh ou no Camboja, e em lugares desse tipo, o sexo existe e as pessoas o praticam, mas não é o objetivo final da vida, como no Ocidente. Quando os refugiados chegam aos Estados Unidos, estou quase certo de que assistem aos anúncios na tv e vêem ser atribuída ao desodorante, em nossa cultura, a mesma importância que tem o arroz na cultura deles. Isso não quer dizer que o desodorante seja tão importante em si mesmo, mas sim a atração sexual exercida por ele!

À medida que nos aproximamos de um mundo verdadeiramente dilacerado (e não me refiro somente à grande quantidade de crimes, mas a um mundo realmente dilacerado), as pessoas passam a buscar mais prazer. Assim que um orgasmo de quinze segundos acaba, você se lembra de novo. E é assim que o sexo é abordado no nível subconsciente.

Crescemos dentro de uma cultura na qual o sexo é banalizado. Se você observar a mídia e as propagandas, qualquer leve tendência em relação ao Verdadeiro sexo é completamente anulada pela necessidade neurótica de transar conforme os apelos da mídia incutidos em nós durante toda a vida. Existe, na mente das pessoas, uma necessidade neurótica de transar como um garoto ou garota de programa, como um praticante de sexo grupal ou como um "garanhão". As revistas masculinas, como a *Playboy*, estão no mercado há anos, mas a *Playgirl* e outras revistas femininas são um fenômeno relativamente novo. Os maiores vilões são a *Mademoiselle*, a *Harper's Bazaar*, a *Vogue*, a *Cosmopolitan* — todas revistas para "senhoras" de classe alta. Nessas revistas, os artigos estimulam os relacionamentos afetivos e a atividade sexual do jeito mais irreal e superficial que podemos imaginar. Essas revistas não são pornográficas ou de sexo explícito, mas incitam as mulheres a serem ingênuas, sentimentais, maliciosas e adolescentes. Do mesmo modo, as revistas masculinas encorajam os homens a ser durões quando precisam, e a conhecer tudo de mulheres, sexo, viagens, carros, dinheiro e comida. Hoje em dia, grande parte de tudo apresentado como sexo é apenas uma tendência neurótica para tentar ser aquilo que foi estereotipado pela mídia como padrão para o comportamento de homens e mulheres.

Atualmente, não existe nenhuma sacralização referente ao sexo. Muito tempo atrás, nas culturas mais refinadas do mundo — a China antiga, o Japão, o Oriente Médio, a Índia — o ato sexual era tido como o mais sagrado dos atos humanos. O ato arquetípico de união era considerado maior do que o ato de comer, morrer ou nascer. E, como descrito em alguns tratados indianos antigos, por exemplo, em cada uma dessas culturas, o sexo mundano era colocado como um refinamento quase indescritível. No Japão, só as mulheres mais fortes, inteligentes, criativas e

A *alquimia do amor e do sexo* 81

disciplinadas eram treinadas nas sofisticadas artes do amor necessárias às gueixas. Portanto, em muitos países do Oriente, parecia que as cortesãs, as prostitutas ou as gueixas constituíam a nata da comunidade feminina. É óbvio que, naquela época, entre grande parte da população havia também a visão comum do sexo, a qual sempre foi a mesma... mas em outros círculos mais sofisticados havia um grande refinamento. (E eu não estou me referindo à sofisticação do sexo instituída pelo Marquês de Sade. Evidentemente, existiram certos círculos nos quais um tipo diferente de sofisticação foi dado ao ato sexual — quanto mais degradante você fosse, mais sofisticado era considerado. E isso ainda é assim hoje.)

Entretanto, muitas pessoas, pelo menos nos Estados Unidos, crescem num ambiente em que o sexo era algo completamente escondido. Não existiam programas de televisão com histórias de encontros amorosos, como "Love Boat" e "Three's Company"*. Na minha época, os programas mostravam casais "assexuados" que dormiam em quartos separados, e mesmo assim tinham uma família numerosa. Se os quartos não fossem separados, pelo menos as camas eram, e eles sempre dormiam todos vestidos com pijamas tão fechados que só um especialista em quebra-cabeças conseguiria colocar ou tirar.

Embora as influências normais mundanas que nos afetavam como crianças fossem muito carregadas de sexualidade, os adultos costumavam ser tão inseguros, confusos e temerosos de sentir genuinamente a sexualidade que acabavam nos impondo um comportamento assexuado. Como não havia sinceridade e educação, é uma surpresa que nós não tenhamos desenvolvido su-

---

*O autor cita os programas "Love Boat" e "Three's Company", que poderiam equivaler à série brasileira "Os Normais". (*N. da T.*)

perstições mais estranhas sobre sexo. (Não quero dizer que os personagens *Sluggo* e *Nancy** deveriam "fazer sexo", mas certamente existe uma forma de dar uma educação sexual adequada e aberta às crianças.) Numa cultura desprovida de sexo, o sexo tornou-se um mistério, e em conseqüência passamos a ter horror a ele.

No meu caso, sexo era um grande mistério, e as mulheres e as garotas eram inatingíveis. Nunca utilizei a palavra "deusa" porque eu não pensava nesses termos. As fêmeas eram criaturas simplesmente inacessíveis, intocáveis — objetos de desejos e sonhos, mas não para tocar nem mesmo falar. Éramos educados com essa concepção do sexo, ou então aprendíamos que ele não deveria ter absolutamente nenhum valor. Talvez nossos pais até falassem de sexo ou sobre os nossos vizinhos de forma degradante: "Ela é uma puta, ainda bem que não é minha filha." Em nossa cultura, nunca se deu a devida importância ao sexo.

Minha opinião é que o ato sexual deveria ser uma comunhão. O sexo deveria ser tão importante quanto ter um filho — profundo, devoto, mágico. Isso seria o ideal. (É claro, eu não acredito que essa atitude venha a prevalecer nem daqui a uma ou duas gerações em nossa comunidade, mas esse é o meu ideal.) Sexo é um ato sagrado e deveria ser tratado como tal, mas isso não quer dizer que você só deveria fazer sexo duas vezes por ano. A freqüência é irrelevante. Seja o sexo praticado diariamente, uma ou duas vezes por mês, uma vez por ano, trata-se de um ato sagrado. Uma pessoa consciente, homem ou mulher, alguém com uma sensibilidade verdadeira, que seja madura no nível do terceiro chakra (o centro sexual) ou acima (no nível do coração etc.), carrega em si o poder para fazer do sexo uma porta de

---

*Sluggo e Nancy poderiam equivaler aos personagens Pedrinho e Narizinho, da série brasileira "O Sítio do Picapau Amarelo". (*N. da T.*)

entrada ou de saída. Essa possibilidade nunca deveria ser desprezada. A união entre um homem consciente e uma mulher consciente é sempre sagrada. E temos de admitir que qualquer consideração acerca da sexualidade, bem como qualquer consideração sobre a vida espiritual, terá de reconhecer os dilemas e problemas encontrados nessa área.

Nos dias de hoje, fazer sexo é como trincar uma bala nos dentes: sem sentimento, sem profundidade, sem utilidade. E orgasmo não é sentimento! É um pequeno sinal na tela da energia. (Embora isso seja o suficiente para algumas pessoas — "Ah, graças a Deus eu 'gozei', agora posso fumar um cigarro e dormir.")

Em geral, as pessoas inconscientes acham que sexo é apenas diversão... que é uma coisa prazerosa, então elas devem fazer sexo em todas as oportunidades. Quando eu estava na faculdade, conheci um bando de rapazes que vivia num prédio de apartamentos de solteiros, onde também moravam muitas aeromoças. Eles me contavam sobre as festas de arromba que organizavam e sobre como as aeromoças ficavam tão bêbadas a ponto de não conseguirem ir embora. Acabei descobrindo que esses rapazes nunca faziam sexo com aquelas mulheres; eles só dormiam com elas, era inacreditável. No meu caso, eu nunca iria para a cama com uma mulher se não fosse para acontecer alguma coisa! Quando fiquei mais maduro e experiente, desenvolvi uma idéia diferente sobre essas coisas.

Muitos de nós, principalmente os homens, até algumas mulheres, continuam sendo do jeito que eu costumava ser naquela época — queremos um retorno imediato do sexo. Sentimos existir algo melhor na vida, mas é muito incerto para ficarmos esperando. "E se eu passar a noite toda ao lado dessa mulher e nada acontecer? Será uma noite perdida...", como se não fosse haver mais nenhuma noite. Temos propensão a pensar em curto prazo.

84   LEE LOZOWICK

Mas, nesta área, não é assim que as coisas funcionam. Nesta área, o que está à espera do homem consciente ou da mulher paciente é maior, muito maior do que um retorno imediato. Porém, devido à natureza do sexo, e como o retorno imediato pode ser muito intenso, tendemos a não querer experimentar. Temos essa triste mentalidade — a sensação de que não há tempo.

Na maior parte das vezes, os homens inconscientes acham que as mulheres deveriam cuidar do controle da natalidade, e eles (os homens) podem simplesmente ir embora se o relacionamento ficar insuportável. E para as mulheres inconscientes: "Desde que eu esteja protegida, qual é o problema?" Mas os resultados dessa inconsciência são devastadores; basta avaliar a incidência de herpes e a epidemia de doenças venéreas. Essas condições são um tipo de praga. Não quero dizer que nunca existiram doenças venéreas, mas hoje em dia elas têm uma incidência maior porque, em essência, fomos contra a Lei de Deus, a sagração da união entre um homem consciente e uma mulher consciente.

É muito difícil avaliar a questão por inteiro — quem somos como homens e quem somos como mulheres —, e basicamente "limpar os nossos atos", porque, ainda que não sejamos fisicamente promíscuos, muitos de nós somos promíscuos nas atitudes. O flerte é uma prática predominante em quase todas as relações entre sexos. As mulheres flertam com os homens e os homens flertam com as mulheres quando estão contratando um seguro ou pagando as compras no mercado. Esse comportamento é muito comum na sociedade e cria uma doença pior que a AIDS.

É muito fácil ser fiel no plano físico — os homens vão para o trabalho, as mulheres têm as suas ocupações. O mal da sociedade é que o homem volta do trabalho à noite e muito cansado para fazer sexo, e as mulheres se estressaram muito com as crianças. Quem tem tempo ou energia para refletir sobre o fato objetivo e essencial

A alquimia do amor e do sexo

de que o sexo é um ato ritual sagrado, para refletir sobre a máxima: "Assim como é em cima, é embaixo?", para incorporar e expressar a união arquetípica de Shiva e Shakti durante o sexo?

Na verdade, tudo que fazemos é um ato arquetípico, no mesmo nível de comer e respirar. E o sexo é a relação dualística, arquetípica mais poderosa da vida. O ato sexual aterroriza quando abre a porta para o domínio da comunhão. Isso não significa procriação, que é a manifestação arquetípica do ato da criação. Literalmente, o ato sexual é a manifestação arquetípica do que Deus realizou no primeiro dia, e o sexo pode ser a chave para isso. Logo, perguntas como: "Tenho de encontrar um homem ou uma mulher imediatamente para começar um relacionamento e colocar essas coisas em prática?" são irrelevantes se não reconhecemos e não apreciamos o princípio que abrange a sagração do ato sexual.

Refletir sobre a sagração tem de ser a base para qualquer aprendizado sobre a gama de conhecimento que tem respostas específicas para todas as questões sobre homens e mulheres. Esse é um domínio amplo e misterioso.

Um homem tem de desenvolver uma atitude diferente em relação à mulher. O fato de a mulher poder engravidar e ter um filho é um mistério espantoso! Não se trata de tubos e ovários — essas coisas que aprendemos em biologia. Quando tinha dezesseis anos, eu chamava as mulheres de "vacas" e minhas primas ficavam furiosas comigo. Mas quando cheguei ao ponto de ter uma visão real do que estava acontecendo, o mistério de tudo era indescritível. As mulheres são realmente um mistério. As mulheres são o Dharma[1]. As mulheres são a Essência Divina. Elas

---

[1] Dharma — o Ensinamento oral ou escrito de um mestre espiritual; o argumento filosófico de um Caminho espiritual; os ensinamentos espirituais tradicionais e contemporâneos. Com um uso específico, pode ser sinônimo de Verdade, Lei, ou a Realidade Final.

têm o potencial da energização espiritual. (E os homens podem aprender a absorver essa energia e transformá-la para ampliar a verdadeira Vida, a Beleza e a Realidade em larga escala.)

Não existe nenhum mistério sobre os homens. Os homens são Shiva. Eles simplesmente *estão aí*! Eles vão à caça e trazem a comida. Mas as mulheres são muito misteriosas. Até que todos, homens e mulheres, possamos perceber isso, o aprendizado dessa gama de conhecimentos é inútil. E todo esse conhecimento sobre a natureza transformadora do sexo está disponível a todos, e é de fácil comunicação, mas precisa ser transmitido de acordo com certos fundamentos.

Além disso, não é necessário ter um parceiro para absorver esses conceitos, ainda que, em certo ponto, isso obviamente ajude. O que *é* necessário é absorver a própria masculinidade ou feminilidade, e os homens absorverem o aspecto feminino de si mesmos e as mulheres o aspecto masculino de si mesmas. (Esses temas serão abordados nas próximas seções deste livro.)

SEGREDO 11
Kaya Sadhana

Em essência, a sexualidade não é problemática. Ela só se torna problemática quando se transforma em um meio para um determinado fim, e não "o que simplesmente é" naturalmente. A linhagem à qual estou associado como um mestre — os menestréis de Bengala — acredita que o caminho para a realização de Deus é *através* do corpo, não através de sua negação ou renúncia. Isto se chama *Kaya Sadhana*. Ou seja, à medida que temos um corpo, é uma pena desperdiçar um equipamento tão bom... ou deixá-lo enferrujar ou atrofiar.

Então, não negue a sua sexualidade, mas também não cometa exageros, não dramatize ou a utilize de forma desregrada. Permita que a sua sexualidade reaja com naturalidade e espontaneidade, sem artifícios em relação a espaço, humor, circunstâncias e ambiente. A sexualidade não é uma lei em si. Ela não adota as próprias regras independentemente de outros fatores do ambiente (mesmo que nossas mentes ajam como se fosse assim). Em outras palavras, "quando bate o tesão", isso não quer dizer que você tenha de agarrar a primeira pessoa do sexo oposto (ou do mesmo sexo, se essa for a sua opção) a lhe aparecer na frente... ou a primeira cabra.

SEGREDO 12

A verdadeira educação sexual

Em geral, quando as pessoas pensam na palavra "sexo", pensam em copulação, não em Vida. Elas pensam naquilo que acontece durante um período específico de tempo, com órgãos físicos específicos (possivelmente incluindo preliminares e um fechamento), e acabam limitando o sexo a isso.

Quase nunca falo com meus alunos detalhadamente sobre práticas sexuais específicas. Normalmente conversamos sobre uma abordagem do sexo, mas tenho me mantido afastado das instruções específicas do taoísmo, do budismo ou do tantrismo hindu. Um dos motivos é que a união de homem e mulher numa genuína comunhão sexual não precisa de instruções. Em teoria, se nossas vidas fossem dedicadas à Obra essencial que estamos realizando, se nossas vidas fossem livres de deficiências e não fossem definidas pela estratégia da sobrevivência, as formas mais elevadas de comunhão sexual fluiriam com naturalidade a partir de nosso relacionamento de casal. Nenhuma instrução seria necessária.

Anos atrás, dois livros eram bem conhecidos — um sobre o uso da energia sexual masculina e outro sobre a energia sexual feminina. Todo mundo lia esses livros e ficava animado com as técnicas. Um dos integrantes de nossa comunidade estava lendo o livro sobre a sexualidade feminina, e alguém perguntou a ele por

A alquimia do amor e do sexo 89

que estava lendo o livro das mulheres e não o dos homens. Ele respondeu: "Estou aprendendo mais com este livro do que aprendi nesses anos todos nos quais venho estudando as mulheres."

Mais uma vez fiquei surpreso de perceber como somos facilmente seduzidos por técnicas, e como nos mostramos indisponíveis para aprender com a própria vida. Aquela pessoa achava que toda aquela descrição das técnicas *significava* alguma coisa. As técnicas, porém, são frias, irreais, mentais. É bem verdade que, se ler esses livros e praticar as técnicas, você pode obter algum resultado, mas essa não é a questão. Um homem não precisa de livros sobre energia sexual se seu único objetivo é fazer um bando de mulheres pensar que ele é o máximo na cama. Por outro lado, se um homem ou uma mulher estiver realmente interessado(a) em saber o que é a energia sexual e seu real significado, as técnicas não acrescentam muita coisa. Isso se deve ao fato de que o uso dessas técnicas só o transformará em uma máquina de energia. Você será capaz de manipular com eficiência a energia, e até de maneira muito brilhante, e 99 por cento das pessoas com quem praticar as técnicas ficarão muito impressionadas. Mas nada disso tem a ver com as possibilidades transformadoras do sexo do modo como venho abordando neste livro, ou com o nosso objetivo comum em relação ao trabalho espiritual. Você pode fazer experiências com essas coisas aqui e ali, mas sem perder o foco. No entanto, essencialmente, tudo parece sem sentido.

Você não precisa saber quais músculos contrair, quando inspirar e quando expirar, quando fechar os olhos, e quando colocar as mãos em volta do pescoço de seu parceiro. Não é preciso ler o *Kama Sutra* ou o *Ananda Rang* ou *O jardim perfumado* (Xeque Nefzaui, Editora Record, 2002).

Você pode imaginar dois menestréis se preparando para fazer sexo — sentados um de frente ao outro e se olhando nos olhos

90 LEE LOZOWICK

para entrar no clima? Sem chance! Quando os menestréis estão prontos para o sexo, eles tratam de fazer sexo. Eles se atacam. Eles vão à luta. Paixão! Nada dessa besteirada, nada de trabalhar o sexo... nada de ficar afastado um do outro, como alguns livros de tantra recomendam. Se querem carinho, fazem carinho. Eles usam as mãos, os pés, as orelhas, tudo que podem usar. Eles não prestam atenção à respiração e ao pensamento quando o homem penetra na mulher. Nada dessas bobagens.

O sexo tem de ser natural. Se vai praticar o tantra, deve ser o tantra natural, espontâneo; e se ama alguém profundamente, você praticará o tantra. A atitude convencional de "trepar" que existe em relação ao sexo é uma função egoísta. Se não é egoísta e a sua satisfação não vem em primeiro lugar, mesmo se houver impulsos subconscientes, você descobrirá o tantra com naturalidade em suas relações íntimas, e também nas relações com os amigos. O tantra funciona entre amigos. Você descobrirá isso naturalmente se não for egoísta nos seus relacionamentos, embora possa demorar um pouco.

Você precisa é que a sua vida se liberte da estratégia de sobrevivência[2], em todos os momentos. Só aí a comunhão sexual será a expressão mais natural de laços de amor entre cônjuges. Na minha opinião, a "Educação Sexual" tem a ver principalmente com trabalhar a negação, a confusão, a inconsciência, a dificuldade, o medo, a reação — ou o nome que queira dar. Se você não tiver obstáculos neste campo, não precisa de educação sexual. A grande necessidade de se unir em comunhão e viajar através do labirinto do amor entre homem e mulher é completamente ins-

---

[2]Estratégia de sobrevivência — o vasto repertório de tentativas do ego para sobreviver como uma entidade isolada, independente, tudo aquilo que mantém uma pessoa sob a ilusão de separação de Deus.

A *alquimia do amor e do sexo* 91

tintiva; não é necessário treinamento. Homem e mulher, as polaridades no grande esquema universal das coisas, conhecem profundamente o caminho pelo labirinto. Você conhecerá o caminho quando não houver nada entre o seu conhecimento (ao qual me refiro como Inocência Orgânica[3]) e a sua caminhada. Todos os obstáculos que surgirem são os pontos a ser trabalhados.

Portanto, impor-se a um treinamento em técnicas sexuais esotéricas, no que tange à manipulação dos sistemas do corpo, significa colocar o carro à frente dos bois. Laçar o boi é tudo que você precisa fazer. Para se fazer qualquer coisa, entender a intenção é muito mais importante do que qualquer consideração de técnicas específicas. A energia sexual está viva no mundo, no ser, nas relações. Técnicas como essas que estão presentes nos livros são desprovidas de personalidade. Eles transformam a vida em negócios, os órgãos sexuais em ferramentas, as pessoas em técnicos ou operadores de computador. Quando o "homem adormecido"[4] utiliza-se de técnicas, isso não o faz despertar, mas serve para reforçar os princípios sobre os quais o sono ou o sexo automático aparece e é sustentado. Isso é um perigo para o desenvolvimento de uma pessoa.

Não precisamos de treinamento, só temos de remover os obstáculos impostos sobre nós como seres essenciais. Quando as questões trabalhadas são colocadas em prática sem complicações ou equívocos, *seremos* seres sensuais quando tivermos de ser. Estaremos em comunhão sexual com o nosso parceiro quando for

---

[3]Inocência Orgânica — um termo que caracteriza o nível básico do ser de toda existência; a inteligência essencial do ser ou da própria existência, pois aparece de formas específicas. Para seres humanos, viver "a partir da Inocência Orgânica" significa viver como o corpo porque "o corpo sabe", intuitivamente.
[4]Homem adormecido — terminologia utilizada por Gurdjieff e outros para indicar a condição do homem inconsciente que ainda não despertou para sua missão, ou não percebeu sua condição essencial como um ser não-separado de Deus.

o momento. Na verdade, estaremos também em comunhão sexual com a natureza. Ninguém, nenhum espírito malévolo, nos impôs essas coisas. A condição humana é a condição humana.

A condição humana nos traz certos desafios, e quando vencemos esses desafios, o resto é puro instinto.

O primeiro desafio, claro, é resolver a estratégia de sobrevivência, para ela deixar de ser o fator autônomo que governa todo nosso funcionamento. Você não segue o instinto com a mente. Seguir o instinto não é uma questão de ver sinalizações à sua frente e saber qual o caminho a percorrer.

Seguir o instinto significa ser "o que se deseja e se precisa ser num dado momento", ou seja, estar alinhado à Vontade de Deus. E isso é tudo.

SEGREDO 13

Um bom orgasmo nunca é o fim da estrada (embora às vezes seja um retorno)

A maioria das pessoas fecha os olhos quando está fazendo sexo porque, segundo imagina, o que está acontecendo de verdade se passa entre suas pernas. Na verdade, o que temos entre as pernas é apenas o ponto de partida. O prazer genital é praticamente irrelevante. O trabalho sexual tântrico não diz respeito à maneira como sua genitália se sente quando você está transando. Se você precisa transar assim, então transe, mas isso é o começo de uma bola de neve rolando montanha abaixo. Grande parte das pessoas atinge um bom orgasmo e pensa que isso é uma avalanche. Se você é homem, um orgasmo é a barricada que interrompeu o trajeto da bola de neve antes de ela causar um dano real. Se você é mulher, um bom orgasmo é apenas outra porta.

Mas um orgasmo nunca é o fim da estrada. Às vezes é um retorno. Deveríamos ultrapassar esse ponto de retorno, derrubar as barricadas e continuar subindo o penhasco. Quando você sobe o penhasco não é porque a sua genitália está transando. Trata-se de processo alquímico que toca e afeta todo aspecto do ser, até os mais sutis.

Na verdade, existem mais coisas acontecendo nos olhos do que na genitália. Mas quase ninguém quer olhar nos olhos de alguém quando está fazendo sexo, porque, nesse caso, a nossa genitália fica esquecida. Os olhos irão nos tragar como num redemoinho, para dentro de uma profunda e infinita caverna, retendo todo o tesouro, toda a descoberta, todas as possibilidades. E, definitivamente, não nos lembraremos de algo tão insignificante como um "pau" ou uma "xoxota" quando estivermos expandindo o nosso ser dentro do espaço infinito e da consciência, dentro da Luz e da Revelação.

SEGREDO 14

Sexo para os homens; sexo para as mulheres

Um fantástico editorial de página inteira foi publicado certa vez na revista *Playboy*. Falava de como o homem e a mulher podem fazer amor, e como o fazer amor pode ser lindo, elevado, extraordinário, cósmico até. Ao fim do ato, contudo, o homem fica deitado, sorrindo, e a mulher diz (e não são palavras diretas):

— É só isso?

Ele responde:

— Como assim?

E ela retruca:

— Você nunca conversa comigo.

Ele argumenta:

— Eu pensei que nós tivéssemos acabado de ter esse lindo momento de comunhão.

Ela responde:

— Sexo não é tudo na vida.

E ele argumenta:

— Mas não era *só sexo*. Eu te amo. Foi lindo. Foi o máximo.

E ela diz:

— Nós nunca conversamos!

E o indivíduo pensa: "Onde foi que eu errei? Eu me segurei, e transamos durante duas horas. Prestei atenção a todos os seus sentimentos e aos seus pensamentos. E eu correspondi." Mas ela retruca: "É. Mas era *sexo*." E o parceiro analisa: "O que há de errado com o sexo?" Para os homens — até para um homem sensível, atencioso e compreensivo (na medida em que um homem pode ser) — um aspecto central da relação é o sexo.

O autor termina o editorial perguntando quando as mulheres vão entender que, para uma mulher, um relacionamento é sexo, conversas, prazer e afeto, e para um homem é sexo? Isso não quer dizer que ele não a ame. (O homem ama a mulher tanto quanto ela o ama.) Mas para ele, uma noite maravilhosa de amor é suficiente. Ele não precisa conversar. Não precisa repetir o óbvio em palavras, não precisa processar, analisar, socializar, filosofar. Para o homem, tudo isso está implícito no campo do toque, do sabor, do cheiro e do sentimento que o ato de amar envolve.

Isso soa como a retórica usada pelas mulheres quando criticam o que falta nos homens? Pode apostar que sim! Há alguma coisa errada? Pode apostar que há! O quê? Ah...

E é bem verdade que o homem tem necessidade de compartilhar os sentimentos mais íntimos. O autor disse que quando um homem tem um orgasmo, isso *é* compartilhar os sentimentos mais íntimos. Não existe mais nada a compartilhar. (Sem dúvida, como irei abordar mais adiante, a conservação ejaculatória produz um compartilhar totalmente diferente, mais intenso e mais vulnerável dos sentimentos mais íntimos. Mas o exemplo é claro.)

Quando a mulher diz: "Vamos conversar a respeito," ela quer dissecar o assunto, abordá-lo de vários ângulos. "Você não me entende," ela se queixa, quando o homem se mostra frustrado.

Nós, homens, entendemos perfeitamente: a vida é diferente para os homens. Ele expõe a sua alma pela comunicação do tato e dos sentidos... e quando acabou, acabou.

SEGREDO 15

A experiência sexual nos relacionamentos

Existem três estágios para a prática sexual — paixão, experiência sexual, e por fim o sexo tântrico, ou comunhão sexual.

No primeiro estágio: apenas se encontrem, façam amor, sejam amigos, desenvolvam uma relação serena repleta de gentilezas e atenções e atos de servir. Isso é tudo, seja qual for o tempo que dure. Cultivem um profundo deleite e afeição um pelo outro, livres de violência — física ou emocional, psíquica e astral. Apenas sejam simples e fiquem "juntos".

O amor não se desenvolve somente em função do sexo, mas a comunhão sexual constitui um incitamento ao amor e o resultado efetivo do amor. O estímulo sexual surge em função da paixão. Não é só olhar alguém e, pronto, já está amando. Você olha para alguém, fica apaixonado, o sexo acontece, e a partir daí o amor pode acontecer.

O segundo estágio é a experiência sexual. Até o segundo estágio, vocês estão comprometidos com a relação. Vocês estão realmente juntos, e poderiam até dizer que se amam. A paixão pode ainda existir, mas está lá no fundo onde não existe ar e é cegamente irreal. Vocês estão conectados e comprometidos. O sexo pode não acontecer com a freqüência ou da forma que vocês gostariam, mas é bem agradável. Se não é perfeito, é satisfatório.

Nesse segundo estágio, vocês tiram as fantasias do armário. Não se trata de se atirarem a todas variações eróticas possíveis, realizarem todas as suas fantasias ou falarem de todas elas. A pior coisa que pode acontecer é não ter segredos um com o outro. Compartilhem os seus corações, não suas mentes. (E quanto lixo existe na mente!) Revelem a sua alma, nunca a sua mente. "Bem, estamos no jogo da verdade. Sabe, eu realmente o amo, não me leve a mal, mas às vezes, quando estamos transando, eu fantasio que você é o Paul Newman..." Nunca façam isso, porque isso é babaquice! Sua mente é um bueiro. Revelem a alma, abram os corações e suas "essências vitais"[5] um ao outro, fiquem juntos, mas, basicamente, mantenham as mentes fechadas.

Nesse segundo estágio, você revela a resistência, o veneno e a repressão, não necessariamente um para outro, mas se liberta das limitações condicionadas e tendenciosas. Talvez vocês considerem o orgasmo de um jeito diferente. É possível refletir sobre as diferentes abordagens energéticas, um ponto de vista totalmente diferente em relação ao sexo — talvez o ponto de vista do "sexo a partir de Deus", em vez de "Deus a partir do sexo".

Na experiência sexual, vocês podem fazer amor por períodos de tempo mais longos, ou mais curtos. Algumas vezes, 45 minutos será o tempo perfeito. Em outras ocasiões, nenhum dos dois ficará satisfeito após esses 45 minutos. (Você pode atingir uma satisfação física, uma sensação imediata de zumbido, em apenas dez minutos, mas no sexo também é possível uma satisfação mais profunda.) Eventualmente, duas horas são o tempo ideal... às vezes quatro horas! (Isso não ocorre com muita freqüência, só de vez em quando.)

---

[5]Essências vitais — referem-se ao centro vital, ou seja, às "vísceras" ou o centro motor (no 4º Caminho ou na terminologia gurdjiefiana) a partir do qual todo movimento é gerado

A alquimia do amor e do sexo   99

Algumas pessoas se consideram atletas sexuais, e não ficam satisfeitas até que tenham transado durante três horas a cada vez. Conforme os livros taoístas, uma relação sexual deveria durar de três a quatro horas, e quanto mais você aprende as técnicas, mais longa será a duração, chegando ao dia inteiro ou a vários dias. Mas isso não é verdade. Isso é o ego — um conceito intelectual sobre a duração do gozo. E é exatamente a mesma dinâmica que você sempre teve — em relação ao sucesso, à fama, ao poder, à riqueza —, exceto por ser mais poderosa e mais elevada. O resultado final não será o esperado, embora para você o motivo possa ser a longa duração da transa, que o faz se sentir muito mais importante agora, como jamais outra coisa o fez se sentir (a não ser ouvir Jim Morrison ou *The Doors*, é claro.)

Quando você está fazendo amor, não existe um tempo predeterminado. Vocês curtem a relação, até que sintam ter atingido um certo ponto satisfatório e julgarem redundante continuar. Quanto à redundância, além daquilo que acarreta o clima entre os dois, ela tende a confundir a questão, e isso não é aconselhável para alguém que está tentando trabalhar com a energia sexual. Sexo é uma área que, por si só, já é confusa. Logo, é preciso sensibilidade.

Se "acertar" algo de bom, você saberá de imediato. Pode haver uma voz interior que lhe dirá: "Agora sim! É isso aí. É isso que eu queria." Tudo bem, mas a tendência é não ter vontade de parar no momento apropriado. Você quer extrair o máximo possível da experiência, porque não sabe se ela se repetirá. Mas é preciso ouvir aquela voz que lhe diz: "Ótimo, é hora de parar." É preciso ter uma enorme sensibilidade.

Nesse segundo estágio da experiência sexual, você pode fazer amor de maneiras diferentes, ou se libertar das necessidades e expectativas habituais. Você elimina as limitações de sua vida sexual. Muitas pessoas acham que fizeram isso no primeiro estágio, mas, pela minha experiência, existem certos tabus no primeiro estágio — porque você tem medo de "estragar o clima". (Por mais de uma vez, já vi alguns homens do tipo machão ficarem pasmos diante de uma mulher que pedia: "Bata em mim.")

No segundo estágio, o relacionamento é sólido — vocês sabem que se amam, assim não têm de ficar preocupados em relação a falar ou fazer algo de errado e arruinar o relacionamento. Também não deve se preocupar se vai falar alguma coisa no ouvido dela e acarretar um pedido de divórcio. Se cometer um erro, paciência, está feito. Ela simplesmente responde: "Isso não faz o meu estilo", e você diz: "Tudo bem", e continuam amigos. Então, no segundo estágio, vocês eliminam os obstáculos para uma dinâmica sexual totalmente livre e definem as preferências sexuais — as mais saudáveis e as que estão de acordo com as suas práticas e a sua filosofia devocional em relação a Deus.

No segundo estágio ainda, vocês já terão desenvolvido uma relação honesta e madura o suficiente, a ponto de poderem eliminar as preferências sexuais não saudáveis. (O que chamo de preferência não saudável é, por exemplo, ser amarrado numa cruz e ser brutalmente chicoteado. Não é comum, mas também não é tão raro.) Preferências sexuais não saudáveis não são preferências sexuais, mas dependências neuróticas. No segundo estágio, tudo isso é iluminado. A luz da boa conduta limpa tudo, purifica os padrões e distúrbios neuróticos. Não é necessário expressar as suas fantasias, praticando-as. Esse é um bom meio de se auto-seduzir em pensamento, e um meio não saudável na prática. Você supera as dependências neuróticas pela clareza e pela prática correta.

O terceiro estágio é de sexo tântrico, o sexo regenerativo, ou a comunhão sexual, no qual você pratica a preservação do orgasmo na prática e, eventualmente, os efeitos que essa comunhão sexual produz no Ser Mental. Não significa que vocês não façam

A alquimia do amor e do sexo   101

isso no primeiro e segundo estágios, mas torna-se uma prática natural em suas vidas no terceiro estágio — muito além de uma simples reflexão.

Muitas pessoas praticam sexo de um modo degenerativo. Elas utilizam o orgasmo para aliviar as tensões nervosas, o qual consome qualquer tipo de tensão que pode ter se acumulado durante o trabalho espiritual ou de transformação. O sexo regenerativo respeita a íntima e energética possibilidade de sexo. Você pode obter um grande "benefício" dessas tensões, ou seja, pode usar essas tensões como combustível, em vez de jogá-las fora. Deve-se começar a relação sexual bem e terminar melhor — e não começar em baixa e terminar aliviado.

A sexualidade regenerativa, todavia, não tem nenhum valor se tudo o mais que você realiza tem um caráter degenerativo. Alguns suplementos alimentares são ótimos, mas se espera que eles purifiquem o seu corpo enquanto bebe, fuma e come todo tipo de veneno, para que se incomodar? A vida em si deveria ser regenerativa. Você deveria dar graças a Deus, física, emocional e energeticamente, o tempo todo. O sexo pode ser regenerativo se você cantar, curtir a vida, conviver bem com as pessoas, se exercitar e tiver uma alimentação adequada. Se está tentando praticar o tantra como uma forma de fazer sexo, mas leva uma vida degenerada, nada irá acontecer — exceto uma vida sexual intensa. Mas nada de bom vai acontecer.

A sexualidade não deveria ser usada para exercer uma possessividade sobre alguém: "Agora, eu possuo um pouco de você, mas depois que formos para a cama serei o seu dono." Isso é pura imaturidade. A sexualidade deveria ser expressa na relação entre duas pessoas como a plenitude de suas vidas juntas em Deus, e não como outra "armadilha" — como se vê na típica "rotina" feminina de fazer greve de sexo, trancando a porta do quarto quando está zangada com o marido. Sob o ponto de vista da mulher, esse comportamento parece "uma vitória", mas na verdade é a utilização mesquinha e egoísta de algo que deveria ser uma prece para a Deusa[6] (tanto para os homens quanto para as mulheres). Usar o sexo como um tipo de barganha é ultrajante. Não se trata de certo ou errado, mas apenas mostra como somos imaturos. A sexualidade deveria ter um sentido de plenitude, não de contração, entre as pessoas.

---

[6]Deusa — Manifestação; a Criação; o aspecto feminino do Ser Divino; o Feminino impessoal. Também pode se referir às divindades femininas.

SEGREDO 16

Como administrar a energia sexual

Há pouco tempo um aluno me perguntou como poderia conservar a sua energia sexual. "Eu não sei o que fazer com ela. Estou ficando meio maluco e espumando de raiva", brincou ele.

Bem, existem vários métodos para lidar com a energia sexual. Até certo ponto, é possível simplesmente mantê-la no corpo, o que o fará se sentir como Mohamed Ali. Nada mal. Você se sente ótimo — cheio de vitalidade. No entanto, se for além disso, pode começar a ficar "excitado", e depois começar a "espumar de raiva", como disse o aluno.

Ter uma vida sexual intensa, sem conservar um pouco a energia, já basta para aliviar a pressão de imediato. Além disso, porém, existem quatro coisas que você pode fazer com a grande energia sexual — duas delas eu recomendo e as outras duas não recomendo. As duas que recomendo são um trabalho árduo e algum talento. Qualquer uma das duas é boa. Das outras duas que não recomendo, uma é a negatividade — reclamar, discutir, brigar. (Qualquer modalidade de violência psíquica ou verbal elimina a formação da energia sexual, ou impede a sua conservação.) E a quarta abordagem é trazer a energia para a parte superior e externa do corpo, para os chakras mais elevados. Se escolher essa opção, existem vários programas metafísicos para treinar a cone-

104 LEE LOZOWICK

xão dos chakras[7] do corpo físico para um chakra superior. Mas eu desaprovo essa opção com base no fato de que fazer a mente circular a energia da relação sexual para uma fonte superior é como dizer que o ego define o funcionamento de nossa vida. (Com certeza, é melhor que a violência, mas não tão bom quanto manter um equilíbrio dentro do corpo ou trabalhar duro.)

Minha experiência sobre conservação da energia é a seguinte: se você leva uma vida sexual relativamente ativa sem nunca ter um orgasmo ejaculatório, é bom ter muito trabalho a fazer ou ser um tremendo artista, caso contrário será muito desconfortável. Essa transformação da energia sexual é um processo no qual você entra por um tempo, mas, nesse meio tempo, recomendo que você encontre outras maneiras bem saudáveis de extravasar. Cuide apenas de manter o equilíbrio e não seja tão rígido em relação a essa prática.

A criatividade e um bom trabalho são o melhor jeito de administrar a energia sexual. É incrível o que um dia de trabalho no jardim pode fazer. Eu não ando a cavalo, mas posso imaginar as maravilhas de umas duas horas de cavalgada para "eliminar as tensões", quando não se sabe o que fazer com a energia sexual. Trabalhar com outras formas de vida (não a humana) é extremamente eficaz para equilibrar a energia. Logo, mais do que fazer algo artificial para manter o equilíbrio ou eliminar o excesso de energia, o corpo está naturalmente orientado para a energia dinâmica. Com o tempo, o seu sistema nervoso será capaz de manter uma carga maior.

---

[7]Chakras — pontos ou locais de acúmulo ou foco de energia dentro do corpo sutil. Algumas filosofias (hindu, taoísta) estabelecem quantidades diferentes desses centros de energia.

SEGREDO 17

Quando o sexo significa fazer amor

Fazer amor não é só sexo. Pode ser qualquer coisa. Algumas pessoas fazem amor quando cozinham ou quando retiram o motor de um carro. Fazer amor não tem de acontecer apenas no campo artístico.

Em geral, é quase acidental alguém *se apaixonar* pelo ato de fazer amor — e, de repente, descobrir uma possibilidade totalmente diferente sobre o significado de fazer amor. Mas, à medida que a mente permanece fixa nos padrões habituais de rigidez, não há qualquer possibilidade de acontecer algo especial ao se fazer amor. Qualquer descoberta fica inviável, se um homem está sempre pensando: "Por quanto tempo posso transar? Quantas vezes posso experimentar o orgasmo feminino? É bom que eu tenha um bom desempenho na cama, senão ela não vai me amar." As mulheres têm outros pensamentos. Enquanto a mente trabalha de forma tão metódica, o ato de fazer amor não acontece. Com certeza, pode acontecer uma experiência passional muito intensa, mas não significa necessariamente fazer amor. Portanto, é importante não identificar o ato de fazer amor com o grau de intensidade elevada, porque podemos ter uma intensidade extremamente alta e não realizar o ato de fazer amor; e podemos não ter quase nenhuma intensidade e realizarmos o ato de fazer amor.

Você pode fazer amor na cozinha, cortando legumes. Isso não significa que vá ficar dando reviravoltas e girando a faca no ar, cantando ópera. Muito pelo contrário. Você pode estar sentado, sereno que ninguém vai olhar para você e pensar: "Mas que descascador de cenoura deprimido." Você não precisa ter uma manifestação física extraordinária de energia. O ato de fazer amor, como abordado aqui, poderia literalmente passar despercebido para um observador externo.

SEGREDO 18

A *fantasia sexual não é o que parece*

Em todo o processo do sexo, não é preciso (se é que é possível) parar de ter fantasias. Lidar com a fantasia, entretanto, não é simplesmente permitir a sua existência ou tentar dominá-la à força. A primeira coisa a se fazer é reconhecer que a fantasia é real, ou melhor, que ela tem a própria realidade. Ela *surgiu*, verdadeiramente. Esta é a chave fundamental: perceber realmente que a fantasia possui uma realidade própria, e não intelectualizar ou minimizar a sua observação.

Quando você aceita e reconhece que a sua fantasia tem algo de real, é como se ela já tivesse acontecido. Nesse caso, qualquer necessidade física para realizar a fantasia se torna desnecessária, totalmente irrelevante, porque para a mente (a qual é burlada com facilidade, até por si mesma) o feito já aconteceu e é parte do passado. (É claro que, na esfera complexa e não-dualística das coisas, não existe o pensamento "Como seria se..." Na não-dualidade total, tem-se o *conhecimento* absoluto da fantasia porque ela já *aconteceu* — e foi tudo uma ilusão. Cada coisa é apenas o que é e nada mais.) Nosssos problemas são causados pelas projeções, as quais vão além daquilo que a coisa *é*.

A vida é sexo, dinheiro, comida, respiração, ego, emoções. A vida é encarnação. Viver não é fugir daquilo que somos como

108   LEE LOZOWICK

uma forma manifesta da existência. Viver não é retirar-se para as esferas sutis, a vida é essa esfera. Acordar pela manhã, abrir os olhos, se olhar no espelho, fazer xixi — ninguém com uma rotina dessas pode pensar que não está *aqui*. Imaginar que estamos em algum outro lugar é pura loucura.

De vez em quando, todos nós temos de encarar a vida como ela é e lidar diretamente com ela. Existem coisas sempre apropriadas e coisas que não são. (O que não é apropriado é óbvio porque essas coisas são sempre uma espécie de excessos físicos, psíquicos, ou emocionais.) Nosso trabalho não consiste em parar de ter fantasias ou realidades separadas, mas deixar de ficar atrás de uma cortina de cegueira e desilusão, para ir além das miríades de níveis e véus da negação. Então, se sua fantasia sexual com o seu parceiro corresponde à afirmação: "A minha fantasia não está acontecendo agora, mas desejo que aconteça em algum outro momento", isso é algo a ser encarado e resolvido. Essa é uma forma de cegueira.

Reconheça que a fantasia é uma realidade separada e não tente forçá-la a ou projetá-la sobre essa realidade. Quando tentamos transformar nossas fantasias em realidade é que surgem todos os problemas. É aí que as pessoas ficam profundamente mal, na ilusão de incompletude e desconforto.

Quando você está se relacionando com alguém que ama, não tardará a notar pessoas atraentes do sexo oposto. Isso, porém, não precisa interferir na sua relação, exceto no caso de você alimentar essa atração. Aí, de repente, você começa a fantasiar, a encontrar falhas em seu companheiro, a imaginar como seria transar com aquela outra pessoa, e por fim a sua relação começa a deteriorar. Se a fantasia é apenas o curso da consciência, sem nenhuma importância, nada acontecerá. Não há desvio. O que faz algo ser um desvio é quando a sua atenção é mobilizada para

A alquimia do amor e do sexo

aquilo, quando é fisgada por aquilo, é quando você dedica a sua atenção e energia de modo voluntário ou intencional (muito embora inconscientemente). O desvio se dá quando a sua atenção é absorvida. A sedução acontece quando a sua atenção e energia são dadas. Se você não tira a sua atenção do foco, não acontece nenhum desvio e nenhuma fantasia. Ponto.

Ao se perceber sexualmente atraído por alguém que não seja o seu companheiro, volte a sua atenção para seu companheiro. Isso reforçará a sua capacidade de não se desviar e não ser seduzido. Mantenha a sua atenção no trabalho quando estiver trabalhando, em seu companheiro quando estiver com ele, ou sobre qualquer atividade que esteja fazendo no momento. É muito simples e elementar. A força de sua atenção efetiva torna-se uma fonte de "alimento".

Não se trata de ignorar a atração; trata-se de substituí-la. Você só pode fazer duas coisas com a sua atenção — manter-se *ligado* ou *desligado*. Se você se mantiver *ligado* naquilo que o está atraindo, será desviado e seduzido. Se ficar *desligado* daquilo que o está atraindo, você não sublimou ou evitou, mas simplesmente colocou a sua atenção em outra coisa. Essa distinção é muito importante.

Às vezes, devido ao método de funcionamento da mente, nem nos damos conta de imediato que estamos distraídos, ou não estamos prestando atenção. É por isso que a Obra acontece durante a noite. É por isso que, após dez anos, estamos apenas começando a nos aproximar um pouquinho dela.

SEGREDO 19

No caso de não ter um parceiro (e mesmo se tiver um)

Como pensar na verdadeira intimidade sem um amante?

Pense no relacionamento íntimo com amigos, filhos e familiares, simplesmente sem o uso do jogo sexual ou envolvimento. Ter esse tipo de relacionamento não significa que você não tenha energia sexual, mas — felizmente — esses relacionamentos não exigem a mesma resposta que um amante ou companheiro. Se você é capaz de ser um bom amigo e administrar a sua energia sexual com eficácia e naturalidade, provavelmente está pronto para utilizar a sua energia sexual de maneira transformadora e alquímica no âmago de um relacionamento amoroso. Se não consegue fazer isso, então, antes de iniciar o uso esotérico da energia sexual, você primeiro deveria amadurecer os valores adultos e a ética e se preparar para viver sem uma relação amorosa até que possa um dia ter uma relação boa e madura com um companheiro.

Não é aconselhável acumular muita tensão sexual e depois, em uma fúria emocional, acabar se atirando num relacionamento que não atenda a suas necessidades e desejos mais elevados. De vez em quando, podem surgir algumas possibilidades de relacionamento, mas esperar por um adequado será um sinal importante do que

A *alquimia do amor e do sexo*   111

acontece em todas as áreas de sua vida, e, conseqüentemente, da possibilidade de uma alquimia mais elevada.

Esteja aberto às pessoas, para, quando um relacionamento amoroso surgir, você não ficar se impondo limites, o que é a nossa tendência nos relacionamentos comuns.

Em minha comunidade, se alguém não está comprometido numa relação amorosa, mas se mantém essencialmente aberto, as condições básicas da prática espiritual continuam as mesmas — estudo, meditação, exercícios físicos, alimentação vegetariana e assim por diante. As reflexões acerca da purificação dos níveis inferiores (centros ou chakras inferiores), o amadurecimento do processo descendente do prana/shakti também permanecem praticamente inalterados, como são as reflexões sobre os níveis superiores, sobre a transformação dos efeitos dos canais ascendentes (ver Segredo 50).

Nos níveis mais elevados da prática, existem meios de se utilizar e transformar a energia sexual, por intermédio da respiração. Por respiração, entenda-se o processo literal de respirar que inclui o uso do oxigênio e da musculatura, e também o uso do prana ou da força vital (*ki* ou *chi*). Logo, em princípio, existem maneiras de se utilizar a energia sexual internamente quando não se tem um parceiro. Com um parceiro, os efeitos também são internos, mas, basicamente, você aprende a utilizar o contato externo para facilitar o efeito interno.

Embora eu tenha mais a dizer sobre esse assunto nas próximas seções deste livro, receio descrever as utilizações precisas da energia porque existem refinamentos que dependem das características de cada um e isso só pode ser julgado pela interação pessoal direta. Nessas questões tão delicadas, uma pessoa deveria ter um mestre ou guru e não apenas começar a utilizar as técnicas de um livro.

SEGREDO 20

Sexo além dos limites

Toda alquimia é provocativa. Por isso, podemos temer o que a invenção[8] no domínio do sexo — medo de fazer algo que nunca foi feito antes (não me refiro a algo extravagante ou maléfico para o corpo físico) — irá provocar. Talvez estejamos tão cristalizados em certos padrões de hábitos que não permitimos o aparecimento de outras opções.

Temer o domínio das possibilidades[9] no sexo significa dizer que o "alimento" oferecido ao outro será muito limitado. Ou pode significar que algo irá se desintegrar e resultar na destruição da relação.

A invenção é perigosa porque é desconhecida. Em termos de sexo, queremos tudo às claras. A mulher quer afeto e carinho. O homem quer dominar. Tudo muito bem definido. Por exemplo, alguns homens se satisfazem facilmente (até a vez seguinte), apenas com uma certa disponibilidade da mulher, ou com um or-

---

[8]Invenção — termo adaptado por Werner Erhard para descrever a criação de algo novo, algo "que não deveria acontecer", algo só esperado se o indivíduo fizesse alguma coisa fora do normal, limitando as definições da natureza da realidade. Atividade que é Organicamente Inocente, não baseada numa relação de causa e efeito, linear e mental.
[9]Domínio das possibilidades — termo usado por Werner Erhard para descrever um estado de existência fora do normal, limitando as definições da realidade dentro da qual a maior parte dos humanos vive. Quando se está agindo ou vivendo a partir do domínio de possibilidades, a invenção é a norma.

A alquimia do amor e do sexo   113

gasmo. Algumas mulheres se satisfazem ao ouvir: "Eu te amo." Elas não se importam se o sexo é violento, terrível ou brutal, contanto que os homens digam a coisa certa. Em conseqüência disso, se alguém aborda o sexo com um objetivo fácil de se atingir, sem dúvida, a tendência será a de rejeitar, confrontar ou resistir ao domínio de possibilidades dentro da comunhão sexual. Entrar no domínio das possibilidades e sentir que o ato sexual poderia literalmente significar ser jogado no infinito e talvez nunca mais voltar é tão aterrorizador a ponto de as pessoas anularem a sua atividade sexual ao sentirem a proximidade do inesperado. Mesmo que o pratiquem quatro vezes ao dia, não permitirão ao sexo ultrapassar um certo limite.

Na prática, invenção é quando se redefine a matriz do seu ser. Quando você traz o contexto do domínio das possibilidades para o sexo, conseqüentemente ele se torna uma arena em que essa invenção é altamente provável. Em termos estatísticos, a invenção é bem mais provável de acontecer no sexo do que na hora de compartilhar um hambúrguer com alguém. Não é mais possível, mas sim mais provável. "Ser pressionado contra a parede" é outra situação em que a invenção é mais provável de acontecer. Quando se tem muitas opções, nada acontece — você fez as suas práticas espirituais do dia, e tudo que quer é sair e conversar. Nesse caso, a probabilidade de invenção é mínima. Contudo, quando é "pressionado contra a parede", sem nenhuma opção, você deve encarar a si mesmo e as suas resistências.

Para muitas pessoas, a incapacidade de acessar o domínio de possibilidades se deve ao fato de elas encararem esse domínio pela definição da forma. Mas o domínio de possibilidades não pode ser definido assim.

Uma relação sexual precisa ser contextualizada pela abordagem a partir do domínio de possibilidades. Manter o sexo dentro dos limites do amor é ótimo, mas devemos lembrar também que "Sexo é sexo, e amor é amor". Esses elementos podem se apresentar juntos, mas não são a mesma coisa. Sexo é basicamente um processo energético, e o amor não. O amor transcende os processos energéticos. O amor pode fazer a alquimia da energia do processo, mas sexo não é amor e não deveríamos confundir os dois. O sexo pode ser um elemento maravilhoso do amor, mas o sexo em si não é amor. Para que o amor humano esteja presente, é preciso existir um ego. Para o amor humano, tem de haver um objeto e um sujeito, e quando "de repente o ego se vai", não existe nenhum sujeito e nenhum objeto. Isso é o Verdadeiro Sexo!

Quando você aborda o sexo a partir do domínio das possibilidades, a responsabilidade pelo jogo energético que pode acontecer é entregue à inteligência da energia. A energia possui uma inteligência interior. O corpo sabe!

Permanecer no contexto do domínio das possibilidades durante o sexo possibilita a interação da energia com o próprio processo. A energia nunca irá causar um estresse excessivo em alguém — nunca produzirá uma alquimia para destruir os membros do casal. A energia é extremamente inteligente; basta deixá-la ser o que é no sexo. Se estamos pensando sobre *como* ela seria, temos, então, uma *tentativa de inventar* mas já com uma definição de limitações. É como se você dissesse: "Quero invenção, mas tem de ser deste jeito." Se você ficar no domínio das possibilidades, a energia será a inteligência dominante — não o ego, não a sua restrição, a psicologia, o seu relacionamento com homens, com mulheres ou com o prazer. A energia irá definir o que acontece.

Quando a energia define os acontecimentos, ela rompe com todas as limitações da possibilidade do evento sexual. "Isso significa que terei cinqüenta orgasmos em vez de três?... Ah, será que

A alquimia do amor e do sexo   115

vou sentir um prazer mais intenso e jamais sentido?..." Qualquer definição limita a possibilidade de invenção. Você não pode definir invenção. O que se tem a fazer é simplesmente abordar o sexo a partir do domínio das possibilidades, e o resultado disso pode ser aterrorizador.

Por exemplo, num relacionamento, a possessividade, a exclusividade e o ciúme sempre aparecem. Atuar no domínio das possibilidades seria uma ameaça tão grande para essas limitações que, se o sexo tivesse de ser o estímulo para esse estado de consciência (o domínio das possibilidades) de alguém, provavelmente o parceiro nunca abordaria o sexo a partir do mesmo ponto novamente. Nunca mais esse tipo de sexo seria permitido porque a ameaça da liberdade seria muito grande.

Se um homem cai no domínio das possibilidades durante o sexo, isso não quer dizer que ele vai começar a se interessar por toda mulher que passe em frente a ele. Significa que, pela primeira vez na vida, a mulher vai saber como é ser adorada; e será uma Adoração verdadeira (ver Segredo 63) e não somente aquela declaração da boca para fora: "Eu te amo, eu te amo."

A invenção pode significar qualquer coisa. Pode significar, inclusive, arremeter uma das pessoas envolvidas na relação sexual a um domínio de tanta intensidade que ela não consiga fazer sexo — o sexo literalmente se torna quase um veneno para elas, a partir de uma posição não-neurótica. (Se uma pessoa declara: "Não quero transar porque preciso ficar pura para Deus", essa é uma tolice neurótica.) E como fica o parceiro? Eles são apaixonados, mas não fazem sexo. Foi o que combinaram quando decidiram buscar o Divino juntos. E o que fazer quando sentirem tesão e começarem a subir pelas paredes? Eles elevam os seus focos para além do nível no qual o sexo é a única coisa que trará o corpo para o ponto de equilíbrio. Eles fazem o que o marido de

Anandamayi Ma[10] fez — transformam-se em devotos. Passam, então, a fazer adoração, em vez de sexo. E o que recebem em vez de sexo é adoração. No domínio das possibilidades, qualquer coisa pode acontecer.

Quando alguém sente tesão parece que a única solução é fazer sexo. Mas isso não é verdade. De fato, existem muitas coisas que podem trazer o corpo para um ponto de equilíbrio, mas nós não fomos treinados para fazer isso. Não somos treinados para trabalhar no campo energético. Somos treinados para satisfazer os desejos no nível do desejo — quando o estômago quer algo, comemos; quando os órgãos genitais querem algo, transamos; quando a cabeça quer algo, dormimos — mas não para transmutar o desejo em um domínio satisfatório. (Com certeza, se pudéssemos pegar as nossas frustrações sexuais e colocá-las no estômago, em pouco tempo ganharíamos cerca de dez quilos!)

Se você suprime o domínio de possibilidades no sexo, tem a oportunidade de suprimir muito mais. Se não suprime o domínio de possibilidades no sexo, o ego pode perder muito. Logo, alguns grandes sacrifícios podem ocorrer.

Em geral, a invenção nos deixa em frangalhos. Talvez tenhamos a idéia de vida familiar, mas aí acontece a invenção e tudo pode ficar em pedaços. Portanto, a pergunta que surge é: pegamos os cacos, assumimos a invenção como base para as nossas vidas e partimos daí... ou tentamos juntar os pedaços e reestruturamos a velha base?

E eu aconselho a mergulharmos nos cacos! Não é possível reaver a velha base a não ser num contexto diferente.

---

[10]Anandamayi Ma — uma renomada santa indiana que adotou o celibato por toda a vida.

PARTE III

Como construir o amor

Este grupo de segredos profundos trata das definições convencionais, comuns, explicando por que elas são inadequadas e até prejudiciais. O Sr. Lee apresenta uma descrição de amor consciente, explicando os passos e processos que permitem a esse amor se desenvolver dentro de um relacionamento. Esta seção serve como uma introdução à prática tântrica.

SEGREDO 21

No início, a amizade

Você não deveria manter relações sexuais com alguém que não seja seu amigo. Quando um relacionamento íntimo acaba, inclusive as amizades, sempre fico muito triste porque bons amigos são mais difíceis de encontrar do que bons amantes. Eu não quero para mim um amante que não seja meu amigo e, se for inteligente, isso serve para você também. O amor começa com a química, e se ele permanecer e você tiver sorte, a química chega até o coração. De um modo ou de outro, sempre se pode administrar a química, mas nem sempre é possível administrar o coração, e a amizade tem a ver com o coração — uma verdadeira amizade é uma questão de coração, do início ao fim.

Existe um ditado que diz: "Velhos amigos são de ouro, novos amigos são de prata ou de cobre." Mas todos temos a tendência a confiar em nossas amizades uns com os outros, e depois, quando novas pessoas surgem em nossas vidas, com suas seduções previsíveis, facilmente fazemos alianças (obviamente, com muitas justificativas racionais).

A amizade não é uma questão de circunstâncias exclusivas ou isoladas. Você pode ter vinte amigos maravilhosos e se relacionar com todos eles ao mesmo tempo, sem favoritismos, e mesmo assim manter a integridade. Quando se é amigo de alguém, isso é para toda a vida. E é assim que as verdadeiras amizades deveriam ser — para toda a vida. Se um amigo se transforma num "vagabundo" e não quer vê-lo nunca mais, essa é a dinâmica dele, o problema é dele. Isso não muda em nada a sua amizade.

Na comunicação entre sexos, por exemplo, acontece de as pessoas cruzarem os olhares e terem a certeza de ter encontrado a "alma gêmea" ou então de existir uma pendência cármica entre elas. Mas, normalmente, o verdadeiro amor entre um homem e uma mulher que poderiam vir a formar um casal se desenvolve com o tempo, por meio da amizade e da atenção.

A nossa primeira reação em relação a alguém pode, com freqüência, ser uma função dos nossos próprios sistemas de necessidades e da química do momento. Porém, se nos aproximamos como amigos, e não como comerciantes ("Eu lhe dou prazer e você me dá sexo etc."), pode nascer daí algo a mais.

A amizade é sempre um bom ponto de partida.

SEGREDO 22

O respeito no relacionamento

Quando tiverem terminado de ler este livro, quase todos vocês saberão que a palavra *amor*, para mim, é algo impossível de se substituir por sinônimos refinados e sofisticados — vida, realidade, verdade, sofrimento — mas eu acredito que nenhum deles se equipara ao significado da palavra *amor*. Mesmo assim, ainda insisto em utilizá-la com extrema freqüência, com base tanto nos mecanismos psicológicos inconscientes que acarreta quanto no fato de a palavra *amor* ser facilmente confundida quando se fala em consciência.

Observe quantas vezes a expressão "Eu te amo" é falada, e depois se pergunte: Existe respeito em todos esses relacionamentos? O real significado dessa expressão é respeitado na prática, nas ações, e mesmo no pensamento, não apenas entre amantes, mas também entre pais e filhos? Quantos pais dizem "Eu te amo" para seus filhos, mas não cultivam nenhum respeito ou consideração no relacionamento? Eles declaram amar os filhos, mas essas mesmas crianças são espancadas, molestadas, humilhadas e negligenciadas. Para que haja qualquer tipo de integridade ou beleza na vida, é preciso respeito nos relacionamentos.

Você deve ter amigos divorciados e loucos para se relacionar, mas eles não demonstram nenhuma integridade nos relacionamentos. Por exemplo, eles dizem amar os filhos, mas quando conhecem uma pessoa do sexo oposto que parece interessante, eles simplesmente desaparecem e as crianças ficam sozinhas ou largadas nas mãos de alguma babá. Eles pensam: "Depois me ajeito com as crianças. Agora, tenho de agarrar esta oportunidade."

Se a pessoa com quem você está saindo espera que você se comporte dessa maneira com seus filhos, ela não é tão interessante assim (e isso certamente você já descobriu).

No ocidente, a expressão "Eu te amo" provavelmente é dita milhões de vezes por dia, mas será que é carregada de respeito e traduzida em forma de ação? Há integridade nela? A maioria das pessoas nem sequer tem o bom senso de dizer: "Bom, eu sou superficial e egoísta, mas *gostaria* de enobrecer este momento com alguma intensidade, integridade e respeito."

Eu mesmo custei muito a começar a pensar sobre o respeito em minha vida. E é isso que precisamos trabalhar. Não há disciplina que substitua o respeito.

SEGREDO 23

Culto aos pares

Certa vez conheci um casal que costumava ir a todos os lugares juntos. Eles mal se separavam, mesmo para ir ao banheiro! Era um caso vivido 24 horas por dia, 7 dias por semana, 31 dias por mês. Se ela tivesse um encontro ou compromisso, ele ia junto, e o mesmo acontecia em relação a ele. Era uma relação compulsiva para todos evidentemente, mas não para eles. Ao mesmo tempo em que era bom expressarem o sentimento de "amor" e curtirem a companhia um do outro, o relacionamento como um todo era sombrio e compulsivo.

Em um relacionamento saudável de verdade, a qualidade do tempo passado juntos e o profundo respeito e consideração entre o casal são fundamentais. Se estão numa relação banal, vocês podem passar todas as noites da semana juntos e fazer sexo 75 vezes no mês e não vai fazer a menor diferença. Ainda assim, o relacionamento vai desmoronar ou afundar num inferno (ou céu, dependendo dos mecanismos psicológicos de cada um). Se vocês vivem um relacionamento de qualidade e conseguem curtir bastante a companhia um do outro quando estão juntos, não importa quanto tempo passem juntos, evidentemente dentro de limites razoáveis. Se vocês só podem passar uma noite por semana juntos, essa única noite pode ser perfeita.

Em teoria, o estar junto nunca escraviza; ao contrário, liberta. Você pode ser um indivíduo e levar a sua vida dentro do contexto do casamento, das amizades, da comunidade em que mora, do trabalho. Do contrário, não entendeu nada. Se você não deixa a seu parceiro, seus colegas de turma, empregados ou chefes, e seus amigos espaço para serem simplesmente o que são, não entendeu absolutamente nada. Relacionamentos têm a ver com liberdade, paixão, prazer mútuo e assim por diante, e não com a criação de um time de "nós contra o mundo", ou com a manipulação do outro.

É compreensível que seja difícil dar essa liberdade ao outro, porque quando você encontra alguém de quem gosta, seu desejo é estar sempre com essa pessoa e ter certeza de poder controlar a situação. Mesmo a manipulação com fins benéficos ou filantrópicos não é a base adequada para uma relação saudável que esteja em curso.

Quando a comunhão é a norma de sua vida, você passa períodos a sós com o seu companheiro, mas, em termos de contexto, isso não significa um tempo a sós consigo próprio ou em isolamento. Num relacionamento de casal, as pessoas costumam gravitar em torno uma do outra, mas isso não é o mesmo que passar um tempo sozinho da maneira comum, exclusiva e cultuada. Será uma comunhão. Quando a comunhão está presente, não existe essa coisa de "sozinho". Essa palavra não existe. Mesmo assim, a fórmula certamente parece ser a de duas pessoas saindo juntas sem ninguém em volta.

Assim, esteja com o seu parceiro ou com os seus amigos quando eles permitirem; caso contrário, você tem a opção de ficar triste ou alegre enquanto estiver fazendo seja lá o que costumar fazer quando não está acompanhado. Se a sua relação amorosa ou sua amizade não se baseia em estratégias neuróticas de sobrevivência, você não tem razão para não ser feliz.

SEGREDO 24

Como apoiar e agradar um ao outro

Se você proporciona alegria à vida de uma pessoa, ela está viva e a sua vitalidade se espalha para os outros. Quando uma pessoa está feliz num relacionamento, ela está feliz com tudo, com o universo. Ela está relaxada, solta, comunicativa, viva, motivada e inteligente de uma forma orgânica.

Se uma pessoa está com a vida de cabeça para baixo e não sabe o que fazer nem aonde ir, dar apoio a ela não significa colocar sua cabeça no lugar. Dar apoio a ela é orientá-la e ajudá-la a definir, com os conceitos dela mesma, não com os seus, quem ela é e o que fazer da vida. Você a traz à comunhão. Não se trata de transformá-la, mas de permitir que o Divino apareça.

Por conseguinte, apoiar uma pessoa significa reconhecer o seu ser verdadeiro, a sua verdade essencial e sua essência, e não comentar excessivamente, depreciar ou apreciar os seus aspectos superficiais, as características pessoais e as excentricidades neuróticas. Em geral, uma pessoa que recebe apoio é talentosa, capaz, confiável e dedicada.

Para falar a verdade, quando se trata de agradar alguém — se não sexual, mas pelo menos socialmente — é que somos verdadeiramente bons.

Você quer saber como agradar um homem ou uma mulher? *Seja presente, mas respeite o espaço deles.*

Se uma pessoa o ama, ela abrirá o Ser para você. Se alguém aprecia e curte a sua companhia, ficará radiante quando estiver na sua presença. *Seja presente, mas respeite o espaço deles.*

Como respeitar o espaço deles? Uma indicação é não ser intruso, manipulador ou dominador. Atenção, mulheres: quantos homens cortarão o braço esquerdo quando estiverem cortando batatas na cozinha? Não muitos. É bem verdade que eles podem dar um pequeno talho no dedo. Mas o que lhe custa deixá-lo usar aquela faca afiada como ele quiser, e não dizer a ele como fazê-lo?

E atenção, homens: que mal existe se as mulheres pulam de alegria ao encontrar uma grande amiga, ou se demonstrem mais alegria ao encontrar uma amiga do que quando você chega em casa? Você sabe do que estou falando. Por exemplo, a sua mulher está lá com as amigas, no maior papo, e você fica ruminando de longe: "Ela nunca me trata desse jeito."

Por que acha que ela não o trata do mesmo modo? Porque você não se faz presente nem respeita o espaço dela.

Um meio de os homens, e também as mulheres, começarem a refletir sobre o tipo de receptividade feminina está nessas dinâmicas. A essência feminina é dar apoio, cuidado, afeto e atenção. Por exemplo, se um homem está andando pela casa e vê sua mulher fazendo algo que você faria melhor, seu papel é ficar com a boca fechada. O trabalho vai ser feito, seja lá como for. Deixe que ela cozinhe como quiser. Não seja aquele carona que fica ensinando o motorista a dirigir. Deixe a sua mulher dirigir de vez em quando. Sente-se ao lado e fique calado. Esse é um bom exercício prático para deixar a outra pessoa, no caso a sua mulher, fazer o que tiver de fazer, como quiser.

SEGREDO 25

O fim de um relacionamento amoroso

No caso específico dos relacionamentos, não se ache o máximo — porque você não é. Não pense que pode "administrar a situação" — porque não pode. As únicas coisas possíveis de administrar são as situações com as quais lidou antes, mesmo assim se for uma pessoa abençoada e de sorte. Ninguém consegue dominar uma situação nova. O melhor que podemos fazer é passar ilesos por uma circunstância nova, e aprender alguma coisa. Mas "administrar" a situação? Duvido muito.

Fiz duas grandes mudanças em minha vida. Durante as mudanças, dei de ombros e disse: "Eu posso cuidar disso!" Mas o resultado foi sempre o mesmo, ou seja, eu não comandei bem a situação. Eu poderia ter abordado o problema de um ângulo totalmente diferente. Esses dois graves episódios me convenceram de que você deve ficar calado quando estiver num estado de emoção extrema ou desespero. Conter as palavras, evidentemente sem reprimi-las por completo, pode evitar muito sofrimento e ansiedade. Em boa parte das vezes, é melhor não comentar nada com seus pais, filhos, companheiros e amigos, porque o tempo todo dizemos coisas apenas para chamar a atenção — tentativas desesperadas de validar algum elemento neurótico de nossas inseguranças, medos ou raivas. Essas neuroses raramente precisam de apoio, e quando se tenta apoiá-las o resultado é mais depressão ou dissonância para as circunstâncias.

Às vezes ficamos nessas tolas reclamações e acabamos sofrendo as conseqüências.

Quando as pessoas entram em pânico, elas têm a tendência de fazer gestos exagerados e irracionais — como se estivessem numa arquibancada do Maracanã. As pessoas tendem a fazer isso quando os relacionamentos estão se deteriorando. Muitas crianças são concebidas numa tentativa de salvar uma relação ou um casamento, e é claro que essa é a pior coisa a se fazer para salvar uma situação difícil ou doentia. Sobrecarregar uma criança com isso o resto da vida é muito cruel. É triste quando a nossa imaturidade nos obriga a fazer ameaças e gestos em função de nossa incapacidade de trazer o equilíbrio de volta às nossas vidas.

Muitas pessoas se divorciam e suas atitudes são do tipo: "Aquele filho da puta, tão logo o conheci, sabia que ele não valia nada." Se você não assume pelo menos cinqüenta por cento da responsabilidade (e seria bom se assumisse mais, digamos, setenta ou oitenta por cento, mesmo que a sua falha represente apenas cinco por cento), se culpa os outros e as circunstâncias por seus problemas, nunca irá amadurecer para tratar de qualquer situação. Você não será capaz de lidar com a falta de cigarro por um dia! Você não será capaz de gerenciar nada se está sempre colocando a culpa dos seus problemas em outras pessoas e não olha para a própria participação na situação.

Quando eu era mais jovem, acabava um relacionamento dizendo: "Eu mereço coisa melhor..." ou "Esta relação não estava me fazendo bem..." Eu era inteiramente egoísta, como todos vocês já devem ter sido algumas vezes. Todavia, conforme meus relacionamentos começavam a ficar sérios, aprendi que eu cometia tantas falhas quanto qualquer pessoa, e estava disposto a assumir as responsabilidades (apesar de ser um mistério a forma *como* eu estava disposto ou me mostrava capaz).

Os escândalos e as atitudes exageradas não se baseiam em paciência, persistência e espera pelo momento certo.

SEGREDO 26

Monogamia

Em minha opinião, as pessoas só deveriam se unir de maneira monogâmica e curtir um relacionamento sexual saudável. Homens e mulheres deveriam se apaixonar, se amar, e não flertar aleatoriamente só por causa de suas inseguranças. Sugiro a monogamia porque o amor brota num campo de intimidade e união.

O sexo provoca um tipo de vulnerabilidade que não é encontrada em nenhum outro momento. É provável que só se compare à experiência compartilhada pelos sobreviventes de um acidente de avião, ou qualquer outro episódio sério no qual são vivenciadas várias privações. Você compartilha o tipo de vulnerabilidade que existe no sexo quando há uma grande fragmentação, uma tragédia em comum, mas só nesse tipo de situação. Isso nem sequer acontece entre as amizades mais profundas. Você não vivencia a vulnerabilidade química quando é solidário em uma tragédia. O seu corpo muda quando existe uma verdadeira solidariedade química em relação a outra pessoa, e muita gente não consegue compartilhar esse tipo de vulnerabilidade com mais de uma pessoa sem se perturbar internamente. Não estamos conectados a esse ponto.

Na falsa monogamia, você se limita a uma pessoa porque desenvolve um tipo de relacionamento que os isola do mundo. O marido chega do trabalho e a mulher pergunta:

— Amor, você conseguiu aquele aumento de salário?

Ele responde:

— Não, droga! Eles promoveram outro funcionário em vez de mim."

E ela diz:

— O quê?! Nessa empresa, eles não o tratam bem. Você deveria procurar outro emprego. O seu chefe não reconhece o seu trabalho.

Eles compartilham as opiniões e desenvolvem um tipo de bolha para mantê-los à parte do mundo.

Na verdadeira monogamia, nenhum dos dois precisa flertar ou fazer o jogo da sedução, ou jogo da caça. Para o homem, o amor pela caça está em seu trabalho, em sua criatividade, na arte, na paixão pela esposa e pelos filhos. A mulher cuida da família, do marido, da casa, do ambiente, da comunidade, da arte. E aí o mundo vira um castelo.

Às vezes, as pessoas têm experiências extraordinárias em novos relacionamentos nos quais a intensidade da atração ou o desejo de ligação é muito forte. Essa é a razão pela qual muitas pessoas se apaixonam por uma outra e depois voltam imediatamente para o parceiro original. Elas percebem que experiências extraordinárias estavam faltando em seus velhos relacionamentos, e o mesmo acontecerá também com os novos relacionamentos.

Existe algo que as pessoas constroem juntas e nunca pode ser substituído. Não se pode criar o tempo em um novo relacionamento. Talvez vocês sejam "velhos parceiros cármicos" e já tenham estado juntos em outras vidas, mas mesmo assim não podem precipitar a situação. Não se pode sintetizar o elemento tempo em um relacionamento.

SEGREDO 27

Como evitar relacionamentos convencionais

Você vive com uma pessoa durante anos sem estarem casados, mas depois de assinado o papel do casamento, uma vez legalizada a relação, uma poderosa "programação" sobre o que é o casamento pode se manifestar. Com freqüência, essa programação é tão intensa que, não importa o quanto se é aberto, inteligente ou sensível, tão logo seja assinada a certidão de casamento o relacionamento ganha um significado político. Pela minha experiência, as pessoas reagem ao casamento oficial a partir de fortes motivações inconscientes. Uma reação típica é pensar: "Agora, ele é meu." (O tipo de reação que uma pessoa tem quando acaba de pagar a última prestação do carro.)

Uma estratégia sutil surge desse tipo de reação — as pessoas começam a tirar vantagem de seus parceiros, ainda que não tenham a intenção de fazê-lo. Talvez o marido não diga mais coisas agradáveis à esposa ou não elogie mais a sua comida. As pequenas coisas mudam. Após assinado o contrato e em virtude de o relacionamento ser legal e a lua-de-mel ter acabado, essas considerações que um tem pelo outro podem começar a desmoronar com rapidez.

O relacionamento convencional, com amigos e companheiros, costuma envolver propriedade e território. Quando as pessoas estão juntas, o impulso para delimitar o território é extremamente forte; temos a tendência a considerar o amigo ou o companheiro como nossa propriedade. Numa festa, por exemplo, se o nosso acompanhante conversa com uma pessoa do sexo oposto, ficamos furiosos. Mas vamos encarar os fatos: se o seu companheiro estiver mesmo interessado em fazer sexo com outra pessoa, isso é realmente muito ruim, mas o que se vai fazer? Como vai evitar que isso aconteça? Vai mandar prendê-lo, vai usar a violência?

Pare e pense: o relacionamento com o seu parceiro não vai melhorar porque você o proibiu de dormir com outra pessoa. É preciso lidar com o fato de que ele ou ela provavelmente ainda o ama tanto quanto antes. É verdade. Às vezes as pessoas são apenas ingênuas, e quando começam a despertar surgem então muitas dúvidas, confusões e transtornos no trajeto para a sabedoria e a maturidade. Como nesse caso, talvez você seja a primeira pessoa com quem o seu parceiro dormiu. Talvez seja o "machão" que só se casaria com uma moça virgem. Estava certo de sua mulher ter se guardado para você. E aí, aconteceu. Um dia, anos depois do casamento, a sua mulher lê *The Joy of Sex* e *Medo de voar* e ela tem um "clique"... Ou talvez o desejo dela por outro parceiro sexual surja porque você é um troglodita, totalmente insensível. Depois de cinco minutos de sexo, talvez se jogue para o lado e provavelmente ainda diga: "Obrigado, querida," ou "Foi bom para você também?" Ou então você se levanta e diz: "Que tal uma omelete? Eu cozinho bem pra caramba!" (Muitos homens são bastante insensíveis. Muitas mulheres também são, mas elas conseguem encobrir a insensibilidade com atitudes de carinho, compreensão, compaixão, dedicação e paciência. Elas adotam uma estratégia diferente: a estratégia da mulher dedicada, capaz de sacrificar tudo pelo marido e pela família.)

Quando alguém opta por se casar, essa escolha não deveria ser uma atitude convencional. A verdadeira escolha é a escolha

A alquimia do amor e do sexo 133

para servir a outra pessoa por toda a vida. (Mas, na sociedade convencional, isso está muito longe de nossa realidade atual. Qualquer tradição espiritual, orgânica que tivemos um dia é encoberta e eliminada. Ficamos mutilados no nível psicológico, principalmente no ocidente. Talvez devêssemos chamar isso de DHM — Doença do Homem Morto* — com ênfase em *Homem*.)

Cada um de nós deveria ficar atento se ele ainda está ou não ligado em propagar atividade convencional na vida íntima. Esse tipo de propagação é uma mentira; ela envolve "você", que é produto da sociedade, da família, do meio ambiente — ou tudo e todos, *exceto* Deus. Quando alguém embarca nessa jornada de transformação, deve-se começar "bem onde a pessoa mora" — em suas atividades diárias, suas manifestações pessoais, gestos e atitudes. Grandes conceitos metafísicos e ideais volúveis são inúteis se a vida íntima da pessoa continua isolada e mutilada pela rigidez psicológica e por suposições não analisadas.

---

*Em inglês, DMD — Dead Man's Disease. (*N. da T.*)

SEGREDO 28

Como definir o amor

Seja qual for a faixa etária, a definição que damos ao amor baseia-se e muito em experiências extremamente inadequadas. Se você olhar para trás, verá que nos julgávamos maduros, experientes, e imaginávamos saber tudo sobre o amor aos trinta anos. Aos quarenta anos, comparamos o que pensávamos do amor aos trinta e dizemos "Meu Deus, quanta imaturidade! Quantos erros cometi e quantas pessoas magoei. Se eu soubesse..." Depois, aos cinqüenta, nossa perspectiva é mais madura, mais plena, mais rica. (A palavra "maduro" tem muitas conotações. Não significa apenas sermos mais velhos e mais experientes, mas sim termos uma capacidade muito mais profunda e corações mais plenos.) No fundo, continuamos a ver o que *o amor não é*, e quanto mais vemos o lado negativo do amor, mais apreciamos seu lado positivo — seja lá o que for.

Outra coisa que descobrimos ao amadurecer é o quanto o amor está sempre disponível, e não depende de *nada*. Segundo o quarto volume de *O quarteto de Alexandria* (São Paulo), uma série de livros de Lawrence Durrell, aquele que ama ou sente um amor verdadeiro não necessita de mais nada além de si mesmo. No caso do histórico Mirabai, o amor estava vivo e o Ser Amado estava presente na modalidade de uma estatueta de pedra de

A alquimia do amor e do sexo

Krishna. Não havia mais nada a considerar. E o mesmo Amor é verdadeiro em relação a muitos santos. O Ser Amado está presente na vida mística dos cristãos, não na forma de Jesus ou de alguma imagem sagrada, como a figura de Jesus ou um crucifixo. (É provável que nos tempos remotos existissem até artefatos reais — lascas da cruz verdadeira, a roupa de luto da Virgem Maria, os fios de linha das meias de Jesus, ou algo do gênero.)

Conclui-se, então, que a incorporação do amor é uma emanação, não uma necessidade ou uma fé absorvida de algo exterior. Alguns dos exemplos literários mais românticos ou sofridos do amor são aqueles em que, por uma razão ou outra, o amante foi negado — por causa da morte, por ter sido ignorado ou por causa da arrogância. Mas o amor era tão pleno que ele se expressou de qualquer modo, independentemente da inconsciência do objeto desse amor.

Conforme uma pessoa passa a ser um aprendiz do amor, chega-se à conclusão de que ou se ama ou se estuda o amor. Não existe um meio termo. Eu arriscaria dizer que a maioria de nós somos simples aprendizes do amor, embora provavelmente já tenhamos amado infinitas vezes, possivelmente sem nem sequer sabê-lo.

Não se pode dar uma definição exata sobre o amor, mas é possível aprofundar a questão sobre o amor que continuará a ser refinada com cada vez mais clareza e discernimento. Não se trata de estar sempre avaliando o amor em relação ao que ele é, mas a sua experiência serve para refinar a pergunta a fim de tornar o seu foco cada vez mais singular e cada vez menos confuso. No início, a identificação está propensa a incluir algumas coisas em seu foco que realmente não deveriam ser incluídas, mas as quais fazem todos ficarem purificados pelo calor da *sadhana*[1].

---

[1] *Sadhana* — trabalho ou prática espiritual.

SEGREDO 29

Amor químico, amor emocional e amor consciente

Nas relações humanas, o magnetismo existe tanto na química das afinidades quanto na química dos opostos. Os opostos de fato se atraem, como os pólos norte e sul de um magneto, mas os semelhantes também — buscamos aquilo que nos reflete porque desejamos crescer, nos conhecer.

Quando os opostos se atraem, é como se as pessoas vivessem num quebra-cabeças, tentando se ajustar aos moldes umas das outras. Como essas relações tendem a durar mais do que as atrações dos semelhantes porque um complementa o outro, e uma vez que nenhuma de nossas relações se baseia apenas na química, nada acontece em termos de plenitude. Se duas pessoas não compartilham um pouco seus objetivos, ou perspectivas comuns, os elementos inferiores de sua consciência acabam por destruir qualquer laço que possa se estabelecer.

No amor químico, que inclui basicamente todas as nossas paixões e casos de amor, as leis da química são aplicáveis. Por exemplo, as pessoas têm uma certa atração física uma pela outra, a qual varia de indivíduo para indivíduo, e elas simplesmente expressam essa atração. (Quando a tolerância acaba, o mesmo acontece com o relacionamento.)

A alquimia do amor e do sexo 137

Se alimentamos a química um do outro, as "glândulas" uns dos outros, só existe um meio de reagir. É um absurdo supor que, num caso de amor químico, não ficamos zangados ou ciumentos, não sentimos culpa, ou insegurança, ou nos sentimos livres de qualquer reação emocional — elevada, baixa, positiva, negativa ou neutra. Estamos ligados pelas limitações da nossa química, e a química não sabe o que é sentimento. A química faz o que está catalisada a fazer. (E poderia fazer qualquer coisa no âmbito de sua natureza.)

A partir do fundamento do amor puramente químico, também é um absurdo fazer promessas um ao outro, porque a promessa acontece dentro de nossas cabeças, sem prestar atenção às leis da química. Fazemos promessas sem crença, expectativa ou projeção (elementos da mente), mas não podemos controlar a nossa química e adaptá-la à camisa de força do uso neurótico da linguagem, não importa o quão sincera a linguagem seja no momento da promessa.

As pessoas sempre prometem fidelidade, por exemplo, mas pela nossa natureza química não somos monogâmicos! Embora por nossa natureza espiritual sejamos completamente monogâmicos, ainda que pela nossa natureza química nos comportemos tal qual animais — como o galo no galinheiro, que sai trepando com todas as galinhas e pronto. Sem dúvida, o animal não sabe o que está fazendo pela auto-reflexão; a sua atividade é química, puro instinto.

O mesmo se aplica ao amor químico humano. Ele é todo direcionado pelo ímpeto impessoal. E, à medida que o amor permanece químico, e continuamos subumanos, esse é o tipo de relacionamento amoroso vivido até então.

Com o amor químico, se não somos adúlteros no corpo físico, somos adúlteros na mente. E todas as expressões — como "a variedade é o tempero da vida", "a crise dos sete anos" ou outras tolices desse tipo — são criadas apenas para validar as reações químicas porque somos subumanos.

Não conhecemos (nem precisamos conhecer) toda a nossa química ou de nosso parceiro. Mas precisamos, sim, desenvolver uma atitude específica de exploração, curiosidade e aceitação. Logo, ao estudar o *eu*, precisamos estar conscientes do que vêm a ser o amor químico, o amor emocional e o amor consciente.

O amor emocional surge como resultado das tendências que estão programadas no âmbito da psique — por grupo de pares, pais, professores e circunstâncias da vida. Nós nos apaixonamos emocionalmente, com base nas estratégias básicas de sobrevivência aplicadas ao amor químico. Desde a infância, observamos o nosso ambiente e começamos a nos desenvolver a partir dessas observações. Portanto, em todos os nossos relacionamentos, estabelecemos uma relação estratégica como um resultado da visão de mundo que escolhemos.

Os relacionamentos de amor emocional tendem a ser extremamente inconstantes, com muitos altos e baixos. Em geral, as pessoas acabam vivendo uma relação constante de amor e ódio — mas não se separam. Elas não se separam porque dependem extremamente do apoio recíproco. Suas "histórias" estão emocionalmente ligadas umas às outras. É a velha dinâmica da co-dependência!

Existem por aí muitos casos de amor emocional. Na verdade, o amor emocional parece uma epidemia no ocidente. É ainda o tipo de amor mais difícil de transformar. Quando a sua relação de amor emocional está "em alta" o momento é o mais estimulante, inspirador e desgastante! Dessa maneira, é muito bom aproveitar a oportunidade de perder, se separando quando estiver "em baixa". O amor emocional também é o elemento de inspi-

A alquimia do amor e do sexo 139

ração. A pessoa que se envolve numa relação de amor emocional deve ser poeta, artista ou o mocinho da história.

Você pode aprender sobre o amor químico, estudá-lo e crescer além de seus domínios (no sentido de conhecê-lo tão bem a ponto de não se deixar confundir pelos seus sinais), mas o amor emocional é tão destrutivo e tão ligado às estratégias psicológicas exacerbadas que, mesmo se uma pessoa conseguir *sair* do relacionamento, é pouco provável conseguir *superá-lo*.

Por outro lado, o amor consciente não tem lugar para emoções reativas ou degenerativas, nem despreza a química — como criaturas biológicas, temos uma tendência para dar continuidade à raça e estamos ligados, até certo ponto, pelas leis das nossas estruturas celulares e de nossas secreções glandulares.

Somente o amor consciente pode criar um caso de amor no qual as pessoas reagem às leis da Alquimia — as leis da Transformação — em comparação às leis da estagnação e da simples manutenção. Somos máquinas — as melhores do universo, ou pelo menos as melhores de nossa galáxia, mas, mesmo assim, máquinas. Sem o amor consciente, não há nenhuma possibilidade de sermos diferentes das criaturas primatas habituais que somos.

O amor consciente vai além de nossos relacionamentos humanos interpessoais. A forma como os seres humanos desenvolvem tipos primorosos de flores é uma tentativa de amor consciente. A criação dos mais magníficos cavalos puro-sangue e cães de raça pura é outra forma de se mobilizar em direção ao amor consciente. Nesses casos, servimos para a criação perfeita de uma determinada espécie, um determinado canal de vida, a partir do desejo pela beleza.

É claro que essas variedades de amor consciente também foram denegridas pela ambição por dinheiro ou poder — com propósitos egoístas. Não fizemos nenhum esforço pelo cão, fizemos para ganhar o prêmio. Não fizemos nenhum esforço pela raça eqüina, mas para ganhar as corridas e pela nossa insaciável busca pela beleza. Não fizemos nada pela flor, mas isso não invalida o desejo inicial. Fizemos porque aquela flor evocou algo dentro de nós e queríamos aquele sentimento. Queremos ser deuses — para criar, para transformar! Sem saber o que é o amor consciente, não tivemos a intenção de criá-lo, mas saímos em sua direção. O amor consciente é a modalidade mais elevada de amor que podemos evocar.

Por intuição, toda a idéia de uma "super-raça" — a tentativa de otimizar a espécie — é uma tentativa de se criar o amor consciente. Mas essa tentativa é subvertida pelo nosso egoísmo, apesar das motivações subconscientes, psicológicas. Adotamos um jeito errado de lidar com essas coisas. Não sabemos o que estamos fazendo, mas somos literalmente movidos em determinadas direções, pelos apelos do Grande Processo de Evolução Divina[2].

Quando o ser humano comunga com a natureza, ele recebe uma forma muito primitiva de amor consciente. A natureza é pura. Ela não tem anseios emocionais nem um ego que assume formas. Podemos ser livres e vulneráveis em relação à natureza porque não somos influenciados pela memória emocional. Infelizmente, não é isso o que ocorre em relação aos outros seres humanos, com exceção de situações específicas, como por exemplo em um workshop de treinamento espiritual.

O amor consciente é de fato tão sagrado, que de certo modo o ser amado deixa-se levar pela declaração de amor da pessoa querida e não esquece conscientemente o amor. Durante um período esse amor é alimentado. A resposta inicial do amor consciente é uma "permissão" para a vida e, por isso, para a fala.

---

[2]Grande Processo de Evolução Divina — a Vontade de Deus. É o constante Processo de Deus que inclui o visível e o invisível, inclusive a vida desde a concepção até a morte.

A alquimia do amor e do sexo 141

Estar apto a corresponder a esse amor consciente, uma vez que se está apaixonado, é outra história, é sustentar a chama da paixão — e toda a transformação — que o amor consciente provoca. Tais ajustes podem levar toda uma vida. E o que mais podemos desejar em relação ao amor?

O amor consciente não ocorre por acaso, deve ser cultivado, compromissado, correspondido. As pessoas não se "apaixonam" num amor consciente. Ele é fruto de um trabalho árduo, de muita observação de si mesmo e do ser amado para definir o que pode ser feito tanto para sua satisfação quanto a do outro.

É claro que você tem desejos, mas o que é melhor para o ser amado? Imagine se o que é melhor para o outro passe ao largo de você, não inclui você, para ser mais preciso, por um mês, dois meses, por um ano?

Viver o amor consciente significa fazer o melhor para o seu amor, mesmo que seja contrário aos desejos do ego para si mesmo (para o próprio ego). (Até a expressão "seu amor" é ridícula porque no amor consciente a idéia de possessividade não é aplicável. E, com certeza, essa expressão "seu amor" não tem absolutamente nada a ver com o uso comum da palavra amor. Só emprego essa expressão como uma conveniência para evitar uma articulação retórica longa.) A pessoa que tenta desenvolver o amor consciente está sempre envolvida nessas crises, diariamente — em relação ao trabalho, ao horário de acordar pela manhã, à freqüência de fazer sexo e ao tipo, em relação ao que comer e quais vitaminas tomar, sobre quando ter filhos e quantos, e como educá-los, como tratar os cunhados, quando visitar os pais etc., todo santo dia, sem parar. Essas crises, porém, só ocorrem no nível da mente — psicológica ou mentalmente —, não no corpo.

"O que é melhor para o meu amor?" Seja lá o que for, você deve se entregar a isso. (E isso só acontece pela submissão à

Influência Divina. O ego sozinho não pode nunca fazer essas escolhas. Apenas a Vontade de Deus é bastante inteligente para ter a perspectiva necessária.)

Às vezes, o que é melhor para o seu amor é muito doloroso para você. Às vezes, o seu amor tem de alcançar algo a um preço muito alto, e vocês vão resistir até o último minuto. Se tiver o poder de ajudar o seu amor a alcançar o que ele deseja, é preciso se engajar nisso, mesmo se lhe custar um grande esforço e vocês brigarem o tempo todo.

Não se pode ser um amante consciente no sentido que estou descrevendo, sem Deus estar no âmago de seu relacionamento, seja lá com quem for. Quando você vive um amor consciente com o seu parceiro, está perfeitamente sintonizado com as dimensões espirituais da Inteligência de Deus. Se tentar tomar essas decisões a partir do que aprendeu ou a partir de sua experiência, no máximo você vai atuar como um convidado educado. Tomar decisões por meio do instinto humano é certamente uma questão da Vontade de Deus, nunca a partir da construção mental ou da compilação do conhecimento.

Quando se ama em um nível consciente, é possível sentir a perfeição em seu amado não como um ser humano, mas como um elemento da criação de Deus. Não importa a "aparência", não interessa quantos bons ou maus hábitos o outro tenha nem o seu grau de loucura, sempre se pode sentir aquela perfeição, aquela essência. E, mesmo sacrificando tudo em sua vida, até a sua sanidade, você quer evocar essa perfeição no amado. Isso é amor consciente. Esse tipo de relacionamento ideal tem de ser cultivado, trabalhado e exercitado. Você não cresceu sendo capaz de fazer isso na sociedade. A maior realização que poderíamos esperar é viver um amor consciente.

A maioria de nós não tem sequer uma tolerância consciente. (Existe uma enorme diferença entre ser simplesmente tolerante e

A alquimia do amor e do sexo 143

ser conscientemente tolerante.) As pessoas são uma mistura de tendências, hábitos e neuroses. A tolerância consciente é o reconhecimento dessas tendências e a compreensão de que você terá de se relacionar com outras pessoas, e com todos os seus hábitos e neuroses, e sem esperar até elas deixarem de encarnar o "que o irrita". Se espera por isso, vai esperar sempre, talvez até mais. Talvez em cinco anos elas venham a ser um pouco diferentes, ou talvez nunca mudem, mas, seja como for, elas são o que são!

Se consegue ver essa centelha de perfeição no amado, deve continuar se relacionando com ele, tanto com o que há de mais sublime quanto com as suas características superficiais, até elas ficarem diferentes, até elas estarem realmente alinhadas com a sua perfeição interior. Isso é tolerância consciente.

A tolerância que a maior parte de nós experimenta, contudo, não é uma tolerância por escolha; é quase uma tolerância por necessidade. Somos tolerantes porque temos de ser, porque queremos continuar juntos, porque não nos importamos, ou porque não queremos criar conflitos e problemas. Somos tolerantes pela própria sobrevivência, e não somos conscientemente tolerantes com a pessoa amada. Não vemos a perfeição um no outro. Em vez disso, estamos sempre criticando e reclamando; quando agimos exatamente com os mesmos defeitos de outras pessoas, nos controlamos e mordemos a língua. Aí, sim, somos tolerantes! Não queremos criar problemas, portanto, somos tolerantes.

No entanto, a humildade e a tolerância consciente são duas características necessárias para o amante consciente. O amante consciente poderia estar cem vezes mais próximo da perfeição do que o seu parceiro, mas a humildade é sempre necessária. Se você vive para o seu amado, que diferença faz se é perfeito? Não se deve sair por aí ostentando a sua perfeição sobre os outros.

Ao longo do tempo, as pessoas que se submetem à alquimia

do amor consciente retribuem esse amor igualmente e se qualificam para ele a partir da própria força e do processo. Existe um perfeito dar e receber na reciprocidade da Adoração e da Devoção. O dar e o receber são constantes. Nunca acontece uma discordância quanto a quem dá e quando e quem recebe e quando. Existe o ato de dar, e uma forma desapegada de dar; e existe o ato de receber, e uma forma descontraída de receber o que vem de ambos. Sem dúvida, isso se aplica entre homem e mulher, entre amigos do mesmo sexo, bem como entre os seres humanos e Deus (de fato, é melhor que seja assim!).

Devemos saber o que estamos fazendo. Na criação do amor consciente, estamos lidando com a fábrica química que detém a tecnologia mais sensível, se comparada a qualquer fábrica química no mundo. Se não tivermos *Conhecimento*, ou seja, *se não estivermos dispostos a conhecer o relacionamento do mundo funcional e formal com o movimento de Deus, se não quisermos entender a hierarquia da química e das energias que se encontram e interagem e formam esse corpo*, acabaremos nos matando uns aos outros. Faremos com que nossos companheiros fiquem doentes, tristes, problemáticos. Literalmente, destruiremos uns aos outros durante toda a vida. Não criaremos somente algum tipo de doença psicossomática. As pessoas de fato destruirão umas às outras, caso o Conhecimento não se faça presente.

Só o amor não é suficiente; deve haver Conhecimento. Se apenas amarmos, mas não cumprirmos a Lei[3], morreremos. O amante consciente não se importa em desistir do necessário em prol do amado; e o ideal é que o ser amado também tenha Conhecimento, a fim de poderem alimentar e libertar um ao outro.

---

[3] A Lei — a natureza do sacrifício de todos os elementos da existência, os quais podem ser conscientemente vividos. "Tudo é alimento para todo o resto."

SEGREDO 30

Não-eu é igual a amor, eu é igual a não-amor

Você não pode ter amor e estar separado de Deus. "Bem, vou continuar separado de Deus porque, afinal de contas, eu tenho os meus sonhos e aspirações e coisas que tenho de fazer em relação à minha vida. Primeiro, preciso ser livre, criativo, preciso dançar e cantar, costurar, fazer filhos e cuidar do meu marido. Terei tempo para Deus quando tiver feito tudo que preciso fazer em minha vida. Só então estarei amando..."

Não estará, não! Talvez você venha a ser um pouco mais gentil e correto do que a grande parcela das pessoas; mas o amor não pode existir separado de Deus. Enquanto o seu "eu" estiver funcionando, enquanto "você" quer amor e dá amor, isso não é amor. Pode ser afeto, atenção, preocupação, consideração, compreensão, solidariedade, empatia — mas não amor! Absolutamente, não se trata de amor. Não importa o quão exaltado você fica quando o seu amor lhe dá uma rosa, isso não é amor. Isso é exaltação, não amor. Quando o seu coração se derrete ou seus olhos se enchem de lágrimas ao observar o companheiro ou o filho — tudo isso é tolice! O amor não pode estar presente quando se está separado de Deus. Isso é impossível.

Um jeito moderno de se abordar o amor é compará-lo a um bem material. Temos a idéia errônea de que o ego irá manter a

146 LEE LOZOWICK

sua autonomia, e obteremos amor como um prêmio final por sermos "bonzinhos". De jeito nenhum! Existem alguns cristãos fundamentalistas tão bondosos que, se as pessoas recebessem medalhas por serem boas, não poderiam andar por causa do peso das medalhas penduradas no peito. Você não recebe amor por ser bom. Você recebe amor quando desaparece, quando se dissolve. Enquanto *você* existir, o amor não existirá. Quando *você* deixar de existir, o *amor* passará a existir — imediatamente. É muito simples.

A combinação é perfeita: não-eu é igual a amor, eu é igual a não-amor. Não existem níveis. A primeira coisa que tem a fazer é desistir dos pequenos "eus", pois você nem sequer virá a saber quem o seu "eu" é enquanto uma grande batalha estiver acontecendo na sua psique. Antes de mais nada, é preciso trazer todos os seus pequenos "eus" para um tipo de centro, a fim de que os seus três centros (o intelecto, o coração e o centro motor) estejam essencialmente solidários e não trabalhando com propósitos diferentes. Para isso, recomendam-se algumas condições de meditação, exercícios e estudos. Depois, quando estiver se sentindo o "rei da cocada" por fazer esse tipo de coisa, quando ficar a maior parte do tempo em um estado elevado e estiver apto a livrar-se dessa atitude isolado, e quando tiver revelações através de uma visão do satori[4], você deve desistir de tudo isso também. Por fim, você tem de estar no mundo totalmente desnudo, livre do "eu" que o defende e o protege e lhe dá a certeza de estar sempre com a razão (mesmo quando está totalmente errado). Portanto, essa é a questão.

Enquanto continuar tentando dramatizar e glorificar o seu "eu", você nunca alcançará Deus. Não há escolha, nem oração,

---

[4]Satori — iluminação repentina, na doutrina Zen.

A alquimia do amor e do sexo 147

nenhuma chance, a mínima que seja. Se começar a se mostrar disposto a desistir de tudo isso, a Obra atuará instantaneamente. Você voará através dela. A crucificação será dura, mas rápida.

Alguns estão há anos pendurados na cruz, gemendo e reclamando, e a culpa é toda de vocês. Não se pode culpar ninguém, a não ser a si mesmo, com sua recusa perversa e obstinada a entregar o seu "eu". E não adianta dizer: "Mas eu não consigo." Você é teimoso, cabeça-dura, inflexível. Então, aí está. É fácil. A vida é muito simples.

Na verdade, só existem duas coisas: o "eu" e a transcendência do "eu". Apesar disso, fazemos uma lista enorme de considerações. "O que dizer disso, ou daquilo? E a vida após a morte? Quando é que a alma entra no corpo? O aborto é moral? E os homens, as mulheres, a vida, a morte, o infinito? Por quanto tempo a novela vai ficar no ar?"

Talvez devêssemos todos entrar para o mundo da televisão; lá a vida é boa. Estaríamos todos protegidos como agora e nunca amadureceríamos. Somos uma cultura de idiotas, e esta é uma terra inútil, sem intelecto; um país inteiro pode ser mobilizado por um determinado personagem que vai ser assassinado ou não! Se isso não fosse tão lamentável, seria a mais inacreditável e bizarra piada já conhecida pelo homem. Então, mais uma vez, aí está.

SEGREDO 31

Como construir o amor e o casamento sagrado

No livro *Chasm of Fire*, de Irina Tweedie, o seu professor sufi disse: "O amor é produzido." O amor não acontece simplesmente. É preciso criá-lo e mantê-lo, e consertá-lo quando for necessário. O mesmo ocorre no relacionamento. Se o calor diminuir, há de se recriá-lo. Você não pode trazê-lo do passado porque o passado está morto. Para se envolver num casamento, é imperativo reconhecer que o compromisso deve incluir a criação mútua de uma existência contínua.

Dentro do casamento, uma vez que o contexto de comunhão está sujeito a fluxo e refluxo, sempre haverá pontos positivos e negativos, bem como em qualquer relacionamento. Se você é casado, deveria saber que as coisas não serão sempre intensas e interessantes o tempo todo. Quando se deparar com algo negativo, não deve pensar: "As coisas costumavam ser legais entre nós, vamos voltar e fazer tudo como antes." Em vez disso, pense: "E aí, o que faremos agora?"

Às vezes, os homens e as mulheres passam pela "crise dos sete anos" ou pela "crise dos quatorze anos". Alguns homens sentem o desejo de aventura dos quarenta aos sessenta anos. As mulheres sempre manifestam uma profunda insatisfação com a incapacidade do homem de demonstrar a "Mulher" que existe neles. Tudo

A alquimia do amor e do sexo 149

isso faz parte do caso de amor da cultura contemporânea, com uma irresponsabilidade egoísta e um narcisismo que fazem dos relacionamentos duradouros um tremendo desafio.

Além disso, a despeito dos muitos problemas e obstáculos, sou plenamente a favor das relações duradouras e comprometidas. As pessoas que vivem juntas num relacionamento íntimo por muito tempo (e, hoje em dia, qualquer relação com mais de sete anos está se tornando uma relação duradoura) desenvolvem algo potencialmente valioso entre si, algo nunca desenvolvido em nenhuma outra circunstância. Elas desenvolvem uma matriz que, se reconhecida e praticada, pode ser profundamente transformadora.

Precisamos conseguir nos dedicar à construção desse amor. Afinal, não seremos capazes de flutuar pela "atração" inicial durante toda a vida — aquela primeira onda de tesão, mesmo que fosse apenas um pouquinho além da velha atração da carne (como em "Enfim, encontrei a minha alma-gêmea"). Descobri que os aspectos mais etéreos e astrais do relacionamento cuidarão de si mesmos, se os outros aspectos, as responsabilidades triviais e corriqueiras como o cuidado, a honestidade, a disposição para se anular e o senso de humor (principalmente em relação a si mesmo) forem administrados com impecável integridade.

O casamento não é apenas um hábito cultural ou uma lei, nem um ritual vazio e um drama exagerado do cenário contemporâneo. Os elementos e expectativas do casamento na sociedade tradicional não são indicadores da real sagração do Verdadeiro casamento. E o "Verdadeiro" casamento não tem de ser validado por uma cerimônia religiosa ou uma autorização do governo.

Casamento significa um acordo de intimidade, não só sexual, mas a intimidade na amizade nos níveis da alma, nos níveis do profundo ser orgânico. O casamento é um acordo para servir um ao outro por toda a vida, para ser honesto e aberto (tanto para quem o parceiro é, quanto para quem o parceiro imagina ser, e para quem o outro teme que seja), além de sincero, amável e generoso diante de tudo isso. É evidente que, num casamento "bem-sucedido", ambos têm uma disposição similar de aceitação e adoração. (Mas raramente os dois estão no mesmo lugar ao mesmo tempo, ou sequer no mesmo lugar.) A atitude, entretanto, é a chave de tudo. Uma pessoa pode ser extremamente ciumenta e ficar muito perturbada por um tempo, mas quando ambos estão dispostos a lidar com a situação e se amam acima de tudo, o casal irá superar a crise. O importante é a atitude — de permitir que o parceiro seja livre e de reconhecer que o outro esteja disposto a servir. Isso se aplica a ambos.

O casamento implica uma escolha para dar ao outro a liberdade de ser um pouco insensível de vez em quando, e até não dar valor a você. Servir significa não optar pela vingança quando o seu parceiro se mostrar um tanto temperamental, embora você saiba muito bem como dar uma resposta à altura. (A partir do momento que passa uns dois meses com alguém, você conhece os seus pontos vulneráveis. Não é estranho que uma das primeiras coisas feitas entre as pessoas íntimas é reunir informações acerca do que lhes afeta no nível emocional?)

O casamento também implica permissão para o outro crescer, para ter a liberdade de reagir como achar melhor no que concerne ao *ser* essencial, e para desenvolver uma profunda, definitiva e significativa relação com Deus.

Servir um ao outro no casamento, mas não no sentido fundamentalista no qual o homem domina, controla e abusa da mulher. O Patriarcado não faz parte da iluminação. (Eu nem sei se um dia fez.) As leis do casamento patriarcal são inerentemente tendenciosas e injustas. Logo, há de se fazer distinções entre

A alquimia do amor e do sexo   151

o casamento, a apropriação e o casamento como um tipo de Objetivo da relação. Esse último existe aos olhos de Deus e significa ser temente, como indivíduos, a Deus, primeiramente, e depois obediente, como indivíduos, a ambas as situações e ao parceiro. Esse tipo objetivo de relacionamento constitui uma visão a partir de uma perspectiva mais ampla — a qual considera que o casal está literalmente influenciando o mundo. Em conseqüência, devemos tomar cuidado para não nos fechar tanto em nossa pequena bolha a ponto de nos esquecer de que somos, na verdade, o próprio "mundo".

O Verdadeiro Casamento é uma formalização elegante do compromisso de duas pessoas para trabalharem juntas de modo a refletir a sua relação com o Divino. Em essência, é um tipo de ligação formal dentro do espírito da *sadhana*, ou prática espiritual, não dentro do espírito da moralidade. Essa é também a expressão arquetípica do casamento. Quando uma pessoa se torna um discípulo de Deus, é evidente que todos esses elementos — de obediência a Deus, às situações, ao parceiro — existem ao mesmo tempo. Não existe hierarquia. Um não vem na frente do outro. Toda a reação do discípulo é natural e espontânea; assim, seja lá o que aparecer, aparecerá como o necessário para o Processo Divino.

O casamento no nível da alma ou do espírito (as reflexões do mundo superior, na visão xamânica), os detalhes da vida cotidiana (os aspectos do mundo intermediário) e os segredos obscuros do submundo de cada indivíduo — tudo isso está incluído e tudo é trabalhado nesse processo de "construção do amor", pois tal processo é, na verdade, uma das transformações alquímicas.

O rito formal do casamento deveria indicar que se alcançou o nível de maturidade na Obra (a obra espiritual), no qual você pode libertar o seu parceiro dando a ele apoio incondicional à sua *sadhana*. Mas não confunda essa definição. Se você falar sobre esse conceito alquímico ou objetivo com a maioria das pessoas, elas dirão: "Você está se referindo a um casamento aberto?" Quando se fala em "libertar o outro", pensa-se só em termos de sexo.

O casamento sagrado significa a criação de um ambiente pleno como um santuário, para o trabalho e as práticas espirituais do outro. Você liberta o seu parceiro para ele fazer o trabalho espiritual que precisa, enquanto lhe oferece todo o seu apoio. E tudo isso é feito dentro de uma atmosfera de intimidade, afeto e comunhão sexual. O casamento sagrado liberta os parceiros, ao invés de controlá-los. O casamento, em um sentido, é o voto de que você nunca irá dificultar a *sadhana* de seu parceiro com inveja, tolices, competição ou mesquinharia.

Construir o amor — com os companheiros, os filhos ou os amigos — vale a pena, seja qual for o preço a pagar, mesmo que o preço seja o sossego da mente e a saúde física. Construir o amor nos oferece uma qualidade do Ser que nunca pára, nem deixa de existir, quando o complexo do corpo mental morre. E construir o amor produz "músculos" que são úteis, e até fundamentais, em muitas outras áreas da *sadhana*.

Construir o amor irá exigir sacrifício e criar atrito, porque cada osso do seu corpo (físico e material) que estiver num processo de auto-dramatização ou de negação de Deus tentará minar e confundir a clareza e o processo desenvolvido para a construção e a manutenção do Amor. Esse processo exige qualidades extraordinárias. Mas o resultado também é extraordinário, pois eleva a pessoa acima dos confins do Ego para a posição de um Devoto de Deus.

SEGREDO 32

O amor nunca acaba

As pessoas passam por mudanças de comportamento durante o curso de seus relacionamentos. Você deve se preparar para isso com seus companheiros e amigos, e estar disposto a reconhecer essa fase, por mais difícil que seja, como apenas uma fase temporária, mesmo se algumas durarem um longo período. O amor não depende de mudanças comportamentais. Isso é impossível, mas se depender certamente não é Amor. O que normalmente denominamos amor é afetado pelas mudanças de comportamento. "Você não é a mesma pessoa com quem me casei", o parceiro reclama.

Você não ia querer alguém que fosse a mesma pessoa com quem se casou ou teria casado com um pedaço de pau ou uma pedra! Mas, às vezes, principalmente quando você se movimenta na esfera da Influência Divina, as mudanças comportamentais podem ser extremamente radiciais. Todavia, se o Amor está presente, ele não é afetado pelas mudanças de comportamento, mesmo que sejam necessários alguns ajustes. Essas mudanças na outra pessoa podem chatear você, mas o Amor não estará em jogo. (Eventualmente, por exemplo, a sua capacidade de estar à vontade com alguém na mesma sala pode ser uma questão importante, durante um certo tempo, mas o Amor nunca deveria ser ameaçado ou enfraquecido pelas transformações.)

Quando o amor entra em sua vida, se for Amor de verdade, é permanente. Ele permanece, independentemente de você continuar numa relação pessoal ou não.

O Amor Verdadeiro acarreta risco e medo. Tudo aquilo sobre o qual você conscientemente baseia a sua presença no mundo tem de se confrontar com o Amor verdadeiro. "E se eu não voltar?", pergunta. Bom, isso é um risco!

Não sabemos que tipo de risco pode haver no Amor porque nunca sabemos qual forma o Amor vai assumir. Na primeira vez em que você pensou no amor, provavelmente imaginou uma vida perfeita com alguém — uma família maravilhosa, algumas viagens, boa comida e roupas da moda. Talvez tenha assumido alguns riscos, casando-se com alguém que sua família não aprovava. Mas, quando você realmente entra no amor, nunca se sabe a forma que ele irá assumir.

Manter uma relação o coloca num risco emocional, mas somente no âmbito psicológico. O amor em si não é um problema, porque o Amor é constante. Fique com o Amor. Existem problemas, é claro, mas colocar-se em risco emocional é permanecer na relação e buscar a solução dos problemas. Evitar todos os riscos é ir para outro lugar na hora do atrito, ou ainda manter o clima tranquilo, leve e bem-humorado para não ter de lidar com o atrito. Evitar riscos é se colocar sempre do lado de fora do atrito.

Amor e relacionamento não se conectam. É muito raro duas pessoas se relacionarem e sentirem Amor, mesmo que digam "Eu te amo" um milhão de vezes. Mas esse relacionamento ainda vale qualquer risco. Corra o risco! Se você Ama e a outra pessoa não, talvez venham a se amar um ao outro um dia, ou talvez não; mas Amor e relacionamento não são a mesma coisa. Eles não fazem parte do mesmo domínio.

Se duas pessoas sentem Amor, e suas referências para isso

residem um no outro, o que elas têm de perceber é o seguinte: 1) elas sentem Amor, e 2) por acaso estão juntas. Eles não amam em função um do outro, mas o Amor está presente apesar da relação superficial. Que ótimo! Elas sentem Amor por uma razão ou outra — não importa o porquê. Elas sentem Amor, e ele se expressa na relação.

O Amor é como Deus: sólido e estimulante. Você nunca o perde; ele está sempre lá. Você não entra e sai do Amor autêntico. Medo, inveja, ambição, paixão ou qualquer tipo de emoção pode surgir, mas você nunca perde o Amor. Quando uma pessoa diz não sentir mais Amor porque algo deu errado na relação, isso não quer dizer que tenha amado. Se você amou, irá amar *sempre*, independentemente das circunstâncias.

Em geral, as pessoas acham que querem um relacionamento, mas essa coisa chamada "um relacionamento" não existe. O que existe é apenas *relacionamento*. Não existe *relacionamento* quando você tem "um relacionamento".

Esse é um conceito esotérico e dhármico da linguagem. Mas é verdade. Existe uma contradição nos termos: "Um relacionamento" nega o significado de *relacionamento*.

Se você ama alguém, e sua atenção se volta para aquela pessoa, Deus está sendo usado como ponte; mas, se ama alguém e o foco é o *Amor*, e não quem você ama, aí está indo direto à Fonte. Ao adotar a abordagem direta, quem você ama passa a ser amado objetivamente, mas não chega a ser atingido de maneira neurótica. A fórmula efetiva de relacionamento é aquela na qual duas pessoas mantêm uma ótima ligação de trabalho ou comunhão, com muito afeto, compaixão, honestidade e intimidade, porque ambos mantêm a atenção no *Amor*, e não um no outro. Logo, como vocês estão entregues à Vontade de Deus por meio do grande Processo de Evolução Divina, o relacionamento é o que aparece para você espontaneamente. Isso é diferente de estar em "um relacionamento" baseado em solidão ou expectativas.

A comunhão que as pessoas de uma verdadeira Comunidade sentem umas pelas outras não acontece porque elas começam procurando por isso, e sim porque o primeiro foco das pessoas é o trabalho. A partir daí, surge o companheirismo. Quanto mais radical for o nosso foco sobre a Obra, mais o companheirismo aparece.

SEGREDO 33

Os elementos do amor humano como reflexão sobre o amor do Ser Amado

Você deve tomar cuidado para não soprar sobre um ser amado a comunhão Divina que pertence mais propriamente ao Ser Amado[5], embora você possa refletir esse Ser Amado para o outro. Se cometeu o erro de investir nos seres humanos o amor que pertence ao Ser Amado, você corre o risco de miná-los por causa da intensidade de sentimento projetado. É quase certo que eles devem fugir e você será deixado com uma enorme perda e privação. (Jean Houston, *A busca do ser amado*, Editora Cultrix, 1993.)

Você pode ter um relacionamento profundo, dedicado, afetuoso e perfeito com esposa, filhos, pais, amigos, mas o amor sentido pelo Ser Amado é diferente do sentido por um ser humano — mesmo que seja a "alma-gêmea", se é que ela existe mesmo. Hoje em dia, é muito comum ficar repetindo os modernos conceitos de reverenciar o seu companheiro como o deus

---

[5]Ser Amado — na tradição sufi, o Divino como um objeto do amor (que pode ou não ser personificado), conforme a visão de alguém submetido à Vontade de Deus. Também denominado o Convidado, ou o Amigo. Na terminologia dos menestréis, o Ser Amado é Maner Manush —"O Homem do Coração." Neste livro, quando aparecer em letras minúsculas, o termo "Ser Amado" refere-se a um objeto do amor humano.

ou a deusa que ele verdadeiramente é. Esse conceito é muito perigoso.

No nível humano básico, podemos ser tocados pelo mistério da vida, e isso pode abrir o nosso coração. Isso pode acontecer pelo amor ao próximo, ou pelo ato de amar alguém, ou por meio de um catalisador que não é humano. A relação entre duas pessoas é análoga à relação entre amante e Ser Amado. "Assim como é em cima, é embaixo." Então, em nossa ânsia de encontrar o Ser Amado, podemos encontrar outro ser humano que representa o Ser Amado para nós, por alguma circunstância e percepção distorcidas. Se nos permitimos ser tocados pela representação do Ser Amado, e se formos capazes de fazer essa distinção, podemos vir a amar muito essa pessoa, e não cairemos na armadilha que Jean Houston descreve. O erro seria pensar: "Encontrei o Ser Amado" — em vez de "encontrei o meu amado".

O amor humano pode formar uma trindade com o Ser Amado. Em outras palavras, se duas pessoas têm um amor comum pelo Ser Amado, isso pode ser um elemento de amor entre elas e pode gerar um relacionamento extremamente forte.

As formas arquetípicas de Krishna e Radha, Parvati e Shiva, e Ram e Sita são imagens do Amante que encontra o Ser Amado. Elas não deveriam ser vistas como a imagem da perfeição do amor "humano". Quando sobrepomos a nossa imagem de amor humano nessas imagens arquetípicas, podemos obter modelos de papéis perfeitos, mas, na verdade, estamos usando incorretamente a Bênção. Além disso, em todos esses casos, o Ser Amado se foi em algum momento, ou então houve um tipo de separação entre o Amante e o Ser Amado. Você precisa entender que a separação possibilita o Ser Amado de ser encontrado, se houver uma vontade sincera. Em cada manifestação de Shiva ele deixa a sua consorte por um tempo e diz: "Talvez eu não volte.

A alquimia do amor e do sexo 159

Tenho de cumprir uma penitência durante quinze mil anos. Espere aqui."

Os elementos das relações humanas são utilizados para refletir sobre o amor ao Ser Amado, fazendo-se a distinção correta. Faz-se a distinção cabível, com o devido reconhecimento de, por mais que se possa amar uma pessoa, ela não ser o Ser Amado. Shams-i-Tabriz e Layla eram a representação do Ser Amado para Rumi e Majnun, respectivamente. Rumi poderia ter usado o nome de "Shams" e o personagem daquele homem como o seu ponto tangente para o Ser Amado. Na verdade, existem em suas poesias indicações de que Shams é apenas um nome. Na versão ampliada da história de Layla e Majnun, este acaba ganhando Layla, que concorda em se casar com ele, mas, na hora do casamento, Majnum desaparece. Quando realmente percebe a mulher em Layla, ele se afasta e não consuma o casamento. Majnun não quer nada com ela. Ela fica sentada na cama, enquanto ele vaga do lado de fora da tenda, dizendo "Layla, Layla..."

Portanto, você pode utilizar os elementos do amor humano — como carinho, compaixão, exaltação e entrega — para refletir sobre o Amor do Ser Amado. A primeira coisa que se trabalha é o relacionamento, e depois, quando o relacionamento está avançando, passa-se a se trabalhar a questão de se aprofundar no Amor.

SEGREDO 34

Quem ama persiste

É importante não agir nos relacionamentos que nascem no contexto de uma vida dedicada a Deus da mesma maneira como em relacionamentos comuns. O resultado final do Verdadeiro Amor é deixar-se absorver no objeto desse Amor até o ponto em que não haja nenhuma referência de si mesmo. Até esse ponto, a referência restante de si mesmo cria ânsia, angústia e às vezes sofrimento emocional, e não há nada que se possa fazer em relação a isso, a não ser amar mais.

Quando as pessoas se apaixonam, no sentido comum, elas se perguntam: "Por que eu deveria amar mais? Amar mais significa mais sofrimento. Enquanto eu não estava amando, não sentia nada disso." A questão, porém, é que você não pode amar menos ou ficar estagnado; desse jeito, embora amar mais possa dar a impressão de trazer mais sofrimento, a única saída é amar mais. Então, o que tem a fazer é continuar se atirando cada vez mais ao amor, até ele o consumir por inteiro. Não existem outras respostas; não existe nenhuma saída. Depois de capturado pelo Amor, você deve deixar que ele o consuma ou então haverá dor, angústia, tristeza e separação. Não há meio termo. Uma vez capturado, capturado está. Uma vez mordido, mordido está. Não há escapatória; se você ainda não "foi fisgado pelo amor", está na

A alquimia do amor e do sexo   161

hora de refletir sobre o seu significado. Não existem medidas parciais. Se o Amor chegou, você deve persegui-lo até o fim.

Quando se ama, sempre existe algum grau ou algum resquício do desejo antigo de viver o amor como você aprendeu — possuir o objeto do amor, ter aquela pessoa à sua disposição, falando daquele jeito especial, com a aparência desejada, tratando-o com sensibilidade, carinho e delicadeza. Esse desejo é normal e compreensível. No entanto, com esse tipo diferente de Amor, o único meio de lidar com a ânsia, o desejo e a dor da separação do objeto do amor é se deixar consumir pelo próprio Amor. Não existe um estado intermediário. Até que você seja consumido, existirá dor, desejo, vontade não realizada, mas, após consumido, consumido para sempre. Depois de capturado pelo Amor, ainda que seja um pouquinho, não existe outra saída senão entregar-se.

Assim, se você até agora não amou, ainda existe a possibilidade de fugir ao Amor o máximo que puder. Não busque a vida espiritual, não pense em Deus, não faça reflexões. Se você ainda não foi fisgado, e não quer ser, fuja logo, rapidamente. E não se meta nesse assunto até a próxima encarnação, quando estiver preparado. Porque, uma vez apanhado, a única saída é entregar-se — ser consumido pelo Amor.

Quando você é consumido pelo Amor, a referência de si mesmo deixa de existir. Não há lugar para esse "alguém" que se magoa, fica triste, padece de dor e desejo. Em relação a essas coisas, o indivíduo deixa de existir porque o *seu* desejo *é* o desejo do Amante. Se o desejo do Amante não é ficar com você, esse também é o seu desejo. Sem dor, sem angústia, sem sofrimento, apenas sabendo que tem de ser assim. É claro que um Amante precisa se sacrificar. Mas quando você for consumido pelo Amor, a palavra sacrifício não terá mais sentido.

É meu dever ajudar as pessoas a passar para o outro lado. Na verdade, não é bem o meu dever porque não tenho esse poder. Mas é meu dever "orientá-las", para que pelo menos elas não se percam nas montanhas, não caiam no rio e se afoguem. Isso eu posso fazer, se elas deixarem.

PARTE IV

As culturas, as polaridades e as energias essenciais do homem e da mulher

O ponto fundamental da visão de Lee Lozowick é a criação de uma comunidade fundamentada numa cultura centrada em Deus — uma cultura que oferece uma alternativa viável para os elementos desumanizantes da cultura em geral. Conforme sua descrição, a cultura é algo que engloba uma educação completa, da concepção à morte (incluindo, basicamente, o significado de ser um homem ou uma mulher), estabelecendo assim todo o contexto de como uma pessoa vive a vida.

Nesta seção, ele aponta na direção da estimulante cultura masculina e da estimulante cultura feminina, e descreve as singularidades e o poder de cada uma. Com esses fundamentos, ele explora a natureza essencial das polaridades masculina e feminina, levando à idéia central de se Tornar uma Mulher.

SEGREDO 35

O alimento das culturas masculina e feminina

Quando eu era jovem, todos os amigos de meus pais costumavam ir às festas em nossa casa, acompanhados das esposas. A maioria dos homens e algumas das esposas eram artistas. Eram amigos, não apenas pelo conhecimento mas pelos ideais e sentimentos, pelos propósitos e metas. O clima das festas era de extrema comunhão — calorosa e plena. (Nunca pude apreciar isso enquanto era criança, mas aos trinta anos, puxa, como eu gostaria de participar daquelas festas de novo. Bastava ficar lá sentado e absorver toda aquela atmosfera!)

Todos se juntavam e travavam um contato social, depois iam para a sala de jantar onde comiam. Os casais costumavam se sentar juntos, ainda que às vezes não... o clima era muito liberal. Após o jantar, os homens iam para a sala de estar e as mulheres para a cozinha. (Algumas vezes, até, uma das mulheres ia para a sala de estar conversar com os homens.)

Se havia algo melhor do que as visitas para o jantar, eram as conversas depois do jantar. Tais conversas tinham um sabor diferente, uma intensidade diferente das conversas durante o jantar quando os casais estavam juntos, mas a riqueza era surpreendente. Era incrível andar pela sala de estar onde os homens discutiam arte e política ou qualquer outro assunto (não fazia diferença), e sentir a profundidade da comunhão que havia entre eles. Não sei a que comparar exatamente, e eu não me sentia parte daquilo (e tampouco me sentia excluído, apenas curioso, embora desinteressado). Mas o sentimento era, e ainda é, inconfundível e inesquecível.

As mulheres, muitas das quais eram artistas famosas e bem-sucedidas, com suas obras expostas em museus e galerias de arte, iam para a cozinha, onde lavavam a louça e conversavam.

Por séculos, a dinâmica da cultura dos homens e da cultura das mulheres, expressadas em situações tribais tradicionais e até em ambientes sociais tradicionais mais amplos, funcionou perfeitamente. Lembrando a minha própria experiência, a dinâmica funcionou até trinta anos atrás. Quando os casais sentavam juntos para conversar à mesa do jantar, havia uma atmosfera relaxada, liberal e maravilhosa com todos em comunhão. Aquelas mulheres que iam para a cozinha não eram reprimidas, não eram frustradas por não estarem na sala de estar com os homens. Elas não estavam na cozinha falando sobre a Emenda pelos Direitos Iguais, e sobre como iriam se comportar em relação aos homens depois que a emenda fosse aprovada. Os homens conversavam sobre o que os excitava e inspirava, e era sempre a mesma coisa, mas havia algo extremamente benéfico, apropriado e gratificante sobre a distinção das culturas. A comunhão das mulheres na cozinha e a comunhão dos homens na sala geravam mais comunhão entre si do que se todos estivessem juntos no mesmo espaço físico.

Observe o que acontece hoje em dia em festas mistas. O clima não é de comunhão. O ambiente fica tenso, as pessoas fingem estar felizes e satisfeitas, e ostentam suas posições em um clima de sedução. Todos se concentram em saber quem está olhando para quem, quem vai dormir com quem amanhã à noite ou na semana que vem, quem está vestindo o quê. O nível da tensão sexual é inacreditável, e não propriamente insuportável, mas

A alquimia do amor e do sexo

certamente "vulgar" para qualquer um que tenha um pouco de classe e sofisticação. Isso é o que acontece hoje porque os homens não ficam na companhia de outros homens e as mulheres não ficam com outras mulheres. A psique fraca, insegura e confusa diz que há algo errado em relação a isso.

Não há nada de errado! Trata-se de um fenômeno, maravilhoso, espantoso.

Meu pai saía daquelas festas radiante com os homens! Ele adorava ficar com seus amigos homens. Ele adorava sentar para jantar com todos, ele adorava a família, mas sobretudo adorava ficar com seus amigos homens porque aquela reunião era diferente de uma reunião de família. Com os homens ele era "alimentado" com uma comida diferente — não melhor, mas definitivamente diferente.

Quando você olha para alguém que ama e essa pessoa está livre e espontaneamente feliz, isso alimenta o relacionamento do casal. Quando você observa essa pessoa numa verdadeira comunhão com alguém do mesmo sexo, o seu relacionamento cresce incrivelmente. Vocês podem ter brigado durante duas semanas, podem estar a ponto de se matar um ao outro, mas quando vê a pessoa com quem esteve brigando, "se engalfinhando" por duas semanas, e ela está vivenciando um "momento livre"[1], você automaticamente volta a amá-la de novo. Aquele reconhecimento inflama o calor da comunhão — a comunhão essencial do seu coração.

Boa parte de nós tem pontos de referência para o uso da cultura masculina e da cultura feminina. Quando bem definidas, as culturas masculina e feminina oferecem um elemento fundamental e até necessário nos relacionamentos.

---

[1]Momento livre — o clima de iluminação; um momento caracterizado pela liberdade da consciência comum de separação.

A natureza de uma cultura masculina e de uma cultura feminina não é isolar as energias e depois fazer uma distinção clara entre homens e mulheres. (Tornar essas culturas um tanto exclusivas é apenas um estágio pelo qual passamos.) Essas diferenças deveriam ficar claras em qualquer caso. E mais, a natureza da cultura do homem e da mulher é uma questão de nutrição. Existe um tipo exclusivo de "comida" que os homens produzem para os homens e as mulheres produzem para as mulheres, e não há nenhum que substitua. Não há preconceitos ou tendências. Trata-se de um fato simples e objetivo.

Parece que os homens acham mais fácil procurar esse determinado nutriente nas mulheres. Logo, para obter esse nutriente dos homens, eles terão de assumir, em relação aos homens, o mesmo relacionamento que tinham com as mulheres — à exceção da parte sexual. Para ter um relacionamento ideal com um companheiro, a pessoa deve ser capaz de se relacionar com ele como se relaciona com membros do mesmo sexo, quando em comunhão com eles. Isso traz uma nova luz sobre a necessidade de uma cultura masculina e uma cultura feminina. Quase todos nós temos experiências de comunhão com outra pessoa do mesmo sexo. Quando temos alguma sensibilidade em relação a esse sentimento de comunhão, podemos começar a apreciar uma cultura masculina e uma cultura feminina, o que isso significa e como isso pode nos alimentar. As culturas isoladas normalmente não têm jogos homem-mulher, ainda mais quando se trata de uma verdadeira cultura de intimidade e companheirismo, e não apenas de um grupo que sai junto. Quando você reconhece a liberdade de uma relação para alguém do mesmo sexo, e pode aplicar essa essência a um relacionamento de companheirismo, aí entendeu tudo. Existem muitos outros detalhes, mas esse é o fundamento mais importante.

SEGREDO 36
Polaridades universais

O homem é o criador e a mulher, a criatura. Contudo, o homem não pode existir fora da criação. Portanto, o mito de Adão e Eva, no qual a mulher é criada a partir do homem, está realmente ultrapassado. Deus criou a mulher em primeiro lugar, e da mulher veio o homem. Se você é um homem que está tentando ser um herói machão, a idéia de o homem ter vindo da mulher pode ser muito sensata! Em toda a existência, o homem deve muito à mulher. Até o homem começar a reverenciar a mulher pela pessoa que ela realmente é, pelo seu papel na relação para a polaridade feminina de toda a realidade, a idéia final de homens e mulheres em relações pessoais é praticamente impossível.

O universo é uma entidade dinâmica, não uma entidade estática, e o seu dinamismo decorre do eterno jogo dessas polaridades. Dentro de todo elemento da criação, essa polaridade é manifestada tanto simbólica quanto verdadeiramente. Homem e mulher — os sexos masculino e feminino — são símbolos da polaridade do universo. (Entretanto, os chamados cristãos denominam as polaridades de "Deus" e "o Diabo." Para eles, "Deus" é, sem dúvida, a polaridade masculina, e "o Diabo," a polaridade feminina. Essa é a razão pela qual muitos cristãos apresentam deficiências emocionais e psíquicas, e, vergonhosamente, patriarcais. O ódio inconsciente presente nas chamadas "religiões organizadas" é tão óbvio que dispensa comentários.)

Muitos modelos terapêuticos pressupõem que precisamos sintetizar os aspectos masculino e feminino de nós mesmos dentro de um todo consistente. Mas eu discordo. Para mim, os aspectos masculino e feminino da consciência, ou do ser, são absolutamente distintos, e cheguei à conclusão de que sintetizar o masculino e o feminino é de fato impossível. É necessário reconhecer o significado de cada uma dessas polaridades com clareza. Esse reconhecimento possibilitará trabalhar com tais polaridades sem conflito e construir um ser maior do que ambos, ou do que cada um separadamente. (Esse ser não assume a particularidade de cada polaridade, mas a utiliza no próprio processo. Alguma coisa a mais é criada, mas esse algo a mais é criado porque as duas outras forças, o masculino e o feminino, oferecem "alimento" para a possibilidade, para a criação — não porque partes dessas duas forças se juntam para formar uma terceira força.) Em essência, a síntese está em trabalhar profundamente com cada uma das polaridades, não com uma integração total.

Uma premissa estabelecida aqui é que a criação é evolutiva, e a criação vai evoluir, não importam nossas atitudes. Podemos ter uma participação consciente na criação, servindo a ela ou apenas nos deixando levar em seu movimento. Em outras palavras, o nosso papel nesse processo é participar ou não. Por outro lado, a nossa consciência sobre as polaridades masculina e feminina não é fundamental para o processo evolutivo, uma vez que a nossa capacidade de ser aquilo para o qual fomos criados não tem nada a ver com o processo Divino definitivo. (Isso é maior do que nós e não ficará à nossa espera.) Além disso, porém, se quisermos nos alinhar a esse processo, ou seja, sermos conscientes, então é fundamental termos um conhecimento da dinâmica

A *alquimia do amor e do sexo* 171

masculino/feminino. A polaridade é um aspecto de tudo, essencialmente, inclusive o nosso ser e a nossa consciência. E Deus é polar em toda a criação, quer estejamos cientes disso ou não.

Reconhecer que essa polaridade existe, tanto dentro de nós quanto numa escala maior, deveria ser algo evidente. Num primeiro nível, essa polaridade integra todo nosso estado psicológico: ela explica por que somos tímidos, agressivos, mal-humorados ou inseguros. Em outro nível, até a senda da transcendência acontecerá por meio da dinâmica das polaridades.

O aspecto masculino da existência tem a ver com o caráter ou a matriz, que é a origem de tudo (Shiva), e o aspecto feminino tem a ver com a forma (Shakti). O homem é consciência, a mulher é manifestação. A consciência é o caráter fundamental sem consistência; não é uma "coisa" mas é a base sobre a qual as coisas nascem. Forma e manifestação são coisas; elas contêm o Ser.

Cada polaridade tem suas características bem específicas. Assim, para ser possível caracterizar o masculino e o feminino, é extremamente importante se trabalhar com a persona e a transcendência.

Você começa a fazer essas distinções com o estudo — com a simples leitura de livros — e com a simples observação sincera de si mesmo e do mundo ao seu redor. Em seguida, faz um acompanhamento com o que Gurdjieff chamou de "auto-observação". Se observar a si mesmo — o que se alinha a você como um homem (ou como uma mulher), e o que difere, muito embora seja uma parte do seu ser —, depois de alguma prática será capaz de distinguir instintivamente o masculino do instintivamente feminino.

Em geral, o ápice desse conhecimento instintivo da masculinidade e feminilidade acontece (ou deveria acontecer) na puberdade. Todavia, em nossa cultura, raramente temos a experiência ou a prática de articular essas distinções, o que as faz sempre desaparecerem no inconsciente e não serem uma fonte possível de abrir ou usar. Para uma mulher adulta, talvez o ponto mais próximo à superfície desse instinto ocorra durante a menstruação. Essa é a razão pela qual, em alguns métodos tântricos, o melhor momento para se ter relações sexuais é quando a mulher está menstruada. É claro que, em algumas comunidades modernas, esse é exatamente o período no qual se deve evitar o sexo. De fato, em muitas tradições, as mulheres ficam totalmente isoladas durante o período menstrual. Que desperdício! Na minha opinião, esse impedimento e isolamento têm a ver em nossa cultura com a representação do lençol ensangüentado, tanto em relação ao aspecto feminino quanto às funções do lado direito do cérebro.

Essencialmente, se deixarmos a "entrega à Vontade de Deus" ser a nossa força de animação, encontraremos um perfeito equilíbrio entre a química masculina e a feminina. No entanto, se o ego é a força de animação, mais cedo ou mais tarde teremos muitos problemas. Se a nossa estrutura não tem a fluidez necessária, se não conseguimos nos movimentar entre as duas polaridades do jeito que precisamos, como será possível nos relacionar com o Divino?

A psicoterapia pode nos facilitar, derrubando algumas barreiras. Precisamos ser tão masculinos e tão femininos quanto necessário e termos um fluxo recíproco dessas energias sem nenhuma falha. À medida que formos capazes de fazer isso, eventualmente seremos muito femininos, e eventualmente seremos muito masculinos, e às vezes quase andrógenos — mas o ego decidirá sobre a manifestação necessária em uma determinada situação. Quando o ego decide, é sempre uma decisão estratégica para os propósitos do ego, nunca para as necessidades de Deus.

Para um homem e uma mulher manifestarem as polaridades simbólicas do universo nos relacionamentos, todas as questões

A *alquimia do amor e do sexo*   173

pessoais têm de ser resolvidas, ou pelos menos consideradas irrelevantes. As questões pessoais incluem as questões sexuais, as questões de posse, as questões de espaço, como, por exemplo: "Esta é a minha cadeira favorita. Não quero que você se sente nela." Em outras palavras, todos os elementos envolvidos nos três primeiros chakras precisam estar solucionados — livres de exigências neuróticas e manifestações equivocadas.

Temos, pois, uma situação interessante na sociedade contemporânea. Temos toda uma cultura de mulheres e toda uma cultura de homens, nas quais os homens não expressam ou estimulam o caráter ou a matriz adequados. Na verdade nós, como cultura, literalmente não temos nenhuma referência para esse tipo de conhecimento, uma vez que este esteve fora de nosso âmbito educacional. Nem sequer sabemos que existem opções para a nossa visão inerte e condicionada. Quanto às mulheres, que não têm uma matriz apropriada como referência, elas não se expressam como o Feminino essencial. Elas não possuem um pólo oposto verdadeiro para se magnetizarem. O pólo oposto que elas têm como ponto de reflexão é um pólo patriarcal, misógeno e equivocado do ponto de vista psicológico. Não é de se surpreender que sejamos todos tão frustrados e vazios. A manifestação não expressa a verdadeira natureza da mulher porque não existe no mundo um Masculino essencial como referência. Temos uma cultura de mulheres sem base para poderem se tornar *mulheres* porque os homens negaram esse embasamento primordial por uma questão de fraqueza, raiva e medo.

Algumas vezes, uma mulher se torna, apesar de tudo, Mulher, por acaso, porque as mulheres são femininas mesmo, mas não existe nenhuma cultura ocidental em que essas possibilidades sejam sugeridas ou apreciadas, muito menos reconhecidas quando ocorrem.

Uma cultura que realmente me impressionou foi a cultura das mulheres na Índia. Essa impressão tem diminuído porque o país está ficando mais "moderno", competitivo e ambicioso, mas lá ainda existe uma cultura de mulheres claramente definida. Historicamente, as mulheres na Índia são consideradas propriedade, e aos cinco ou seis anos de idade já estão comprometidas para se casarem com o noivo escolhido por seus pais. (Na área rural da Índia, isso ainda é muito comum, mas nas grandes cidades essa tradição diminuiu bastante.) As mulheres indianas têm muitas limitações em relação à liberdade de escolha (exceto em certas cidades).

Na América do Norte, uma mulher pode ser uma técnica de telefone ou uma motorista de táxi. Na Índia, se uma mulher dirigir um táxi, com certeza levará um tiro — ou seja, isso não aconteceria. Em conseqüência, a cultura das mulheres indianas foi obrigada a evoluir e a se desenvolver numa cultura extremamente rica e poderosa, e muito auto-suficiente, para que elas pudessem se realizar e não se sentir totalmente impotentes e abatidas pelos homens. E o que mais me impressionou foi o brilhantismo — o brilho físico, áurico — das mulheres do campo. Existe aí um tremendo poder. Não existe nenhuma submissão nas mulheres pelo fato de os homens as tratarem como propriedades. No ocidente, existe muito mais mesquinharia e competição entre os sexos. Nunca vi na América do Norte ou na Europa uma força tão grande quanto a da cultura indiana. Existe um pouco mais dessa força em alguns países europeus, mas isso nunca acontece na América do Norte.

SEGREDO 37

Como se tornar um homem

Vinte ou trinta anos atrás, os homens eram verdadeiros "machos". Eles não eram dotados de nenhum sentimento e nenhuma sensibilidade em relação ao que era ou quem era uma mulher, e evidentemente as mulheres reagiram a isso (finalmente!), e o resultado foi o surgimento do movimento feminista. Agora os homens estão tentando entrar em contato com suas porções femininas e se esforçando para serem delicados, ponderados, gentis etc. Num recente artigo de uma revista, o poeta Robert Bly disse que todos esses "homens ideais" não têm nenhuma energia.

Bly disse que, em todos os lugares aonde vai, suas palestras são dirigidas a casais. Ele observou que os parceiros do sexo masculino se comportam como se fossem os companheiros ideais: são gentis, atenciosos, carinhosos, estão conectados com suas porções femininas, e respeitam o ponto de vista, a individualidade e a feminilidade da mulher. Mas eles são desprovidos de energia, de força. Segundo Bly, há algo *muito errado* nisso.

Bly escreveu um livro chamado *João de Ferro* (Editora Campus, 1991) sobre o significado e a comunicação arquetípica dos contos de fadas e dos mitos. Um desses contos chama-se "The Iron Man" (O Homem de Ferro), um conto tradicional originalmente registrado pelos Irmãos Grimm. O tema é mais ou menos assim:

Os caçadores do vilarejo continuavam desaparecendo. Mais homens saíam à procura daqueles que desapareciam, e acabavam desaparecendo também. Um caçador, que estava desempregado, chegou à cidade e saiu perguntando se alguém teria um emprego para ele, mas as pessoas só sabiam falar dos caçadores desaparecidos. Ele, então, pegou o seu cachorro e saiu em direção ao local onde todos aqueles homens haviam desaparecido, e acabou chegando a um lago. De repente, viu uma enorme mão saindo do lago. A mão era feita de ferro e estava enferrujada; ela agarrou o cachorro e o puxou para dentro do lago. O caçador, ao observar aquilo, pensou racionalmente sobre o acontecido, retornou à cidade e lá reuniu todos os homens para irem ao lago munidos de baldes. Juntos, eles retiraram toda a água do lago, e lá bem no fundo encontraram um gigante, o Homem de Ferro enferrujado — tinha mais de quatro metros de altura, e cabelos que iam até os tornozelos. Os homens o capturaram e o levaram à presença do rei. O Homem de Ferro foi aprisionado numa grande cela no pátio do castelo.

O rei tinha um filho pequeno que, um dia, enquanto brincava com sua bola de ouro, deixou-a escapar, e a bola caiu dentro da cela do Homem de Ferro. O Homem de Ferro, coberto de cabelos até os tornozelos, diz ao menino:

— Você quer a sua bola de volta?

E o menino responde:

— Quero.

O Homem de Ferro lhe disse:

— Bem, só se você entrar aqui na cela.

O menino, amedrontado, fugiu chorando, mas, como queria a bola de volta, retornou no dia seguinte e pediu ao gigante:

— Devolve a minha bola?

E o Homem de Ferro respondeu:

— Se você quer a sua bola, tem de entrar aqui na cela comigo.

A alquimia do amor e do sexo
177

O menino respondeu:

— Bom, não posso entrar aí passando pela grade e eu não tenho a chave.

O gigante então lhe diz:

— Mas eu sei onde está a chave: está debaixo do travesseiro de sua mãe.

Finalmente, um dia, quando sua mãe e seu pai estavam ausentes, o menino decidiu pegar a chave e, dessa maneira, abriu a gaiola. O Homem de Ferro lhe entregou a bola, saiu da gaiola e se preparava para deixar o castelo, quando o menino disse:

— Você não pode ir embora porque se o meu pai e a minha mãe voltarem e descobrirem que eu libertei você, eles me matam.

Então, o Homem de Ferro respondeu:

— Se você não quer ter problemas com seus pais, a única alternativa é vir comigo. Como o menino concordou, o Homem de Ferro o colocou nas costas e lá se foram.

Bly explica o mito em termos daquilo que falta nos homens de hoje. O menino que brinca com a bola de ouro é um símbolo comum nos contos de fadas. A bola de ouro simboliza a inocência, a espontaneidade e a liberdade dos jovens, das crianças. O Homem de Ferro, com os cabelos compridos até os tornozelos, simboliza a essência do homem — que é forte e pode ser violento quando necessário, animalístico e fisicamente poderoso. Mas, quando o Homem de Ferro se depara com a criança, ele não é perigoso. Eles se tornam bons amigos. O Homem de Ferro conversa com o menino, não o machuca, mas o leva para longe da mãe e do pai. Como amigo, o menino monta nas costas do Homem de Ferro. Bly continua a sua explanação um pouco mais, mas não precisamos narrar tudo para os objetivos desta discussão em particular.

Se um homem observar a qualidade da masculinidade do Homem de Ferro, ela pode ser assustadora. Trata-se da qualidade do homem primitivo, o guerreiro, que não é apenas poderoso ou dinâmico, mas forte e ancião. Quando um homem observa isso, ele pensa: "Eu não deveria ser assim. Eu não deveria ser agressivo, dominador, bruto. Eu deveria ser gentil e emotivo o tempo todo", e assim por diante. Ele pode negar essa parte de sua masculinidade até o ponto de suprimi-la por completo. Logo, a masculinidade não é vivenciada, e ele fica sem energia.

Alguém que entra em contato com o Homem de Ferro tem um certo tipo de energia. Talvez seja uma pessoa bruta, um animal. Talvez o Homem de Ferro esteja "controlando" essa pessoa, e não exista nenhuma sabedoria, nenhuma visão geral. (Existem por aí muitos homens que são apenas animais, mas, ao mesmo tempo, são dotados de uma certa intensidade de energia.) Manter contato com o Homem de Ferro também pode significar que um homem teve contato com aquele aspecto profundo de sua masculinidade e reconheceu como ela precisa ser externalizada. Ela deve ser mostrada de alguma forma para que um homem seja realmente saudável. Para externá-la, não é necessário ser o Senhor Machão — esbofeteando as mulheres por aí e subjugando-as; um homem precisa reconhecer que o guerreiro, o velho guerreiro, é aquele com as qualidades essenciais e primárias da masculinidade em todos os homens e isso não pode nem deve ser ignorado. (E a qualidade básica do feminino é ser Mãe; a receptividade.)

Se um homem não lida com essa qualidade masculina essencial, ele no fundo está se castrando. Ele pode desenvolver as qualidades de delicadeza, compreensão, apoio e generosidade, mas fica faltando alguma coisa — algo muito importante. Mais cedo ou mais tarde, o que estiver faltando vai preocupar as pessoas com quem ele estiver se relacionando — companheira, amigos, filhos.

A alquimia do amor e do sexo 179

Ele irá devorá-los numa tentativa intuitiva de retirar deles essa energia que ele não tem.

Enfrentar esse animal dá medo, porque ele pode ser muito violento. E quem pode deter o Homem de Ferro? O Homem de Ferro devora as pessoas. Mas se você fizer amizade com "ele", deixá-lo ser livre, e acreditar nele, o Homem de Ferro nunca será cruel com ninguém. Ele funcionará como um guerreiro.

É evidente que o Homem de Ferro não é invulnerável. Você sabe disso pelo modo como ele se torna amigo do menino. Ele comeu todos os caçadores porque encontrou agressividade neles, mas teve uma atitude amigável com o menino. Ele devolveu a bola ao menino, colocou-o nas costas e disse que o menino poderia ir junto.

Bly dá o exemplo das culturas primitivas, como a cultura indiana Hopi, na qual, quando um menino completa doze ou treze anos, ele é levado para o *kiva*[2], local no qual permanece por um longo período de tempo, juntamente com os bravos, sem ver a mãe durante um ano e meio. Mesmo quando sai do *kiva*, ele não vê a mãe. Esse rito de passagem serve, em parte, para desfazer quaisquer aspectos não saudáveis que a ligação mãe-filho possa ter desenvolvido até aquele momento.

Hoje, diz Bly, quando uma criança vai ao escritório do pai, e o vê lidando com papéis, em vez de caçar, ele não consegue entender a utilidade daquilo. Os meninos crescem com esse tremendo conflito — sentindo que seus pais são inúteis. Mas, quando as sociedades são voltadas para o trabalho, como costumavam ser há centenas de anos, quando os meninos viam seus pais trabalhando na terra ou consertando uma cerca, eles então sentiam

---

[2]Kiva — um enorme cômodo no vilarejo de Pueblo Indian, geralmente total ou parcialmente subterrâneo, usado para cerimônias religiosas e outros fins.

orgulho. Eles entendiam que a atividade dos pais servia para alguma coisa. Na atualidade, a criança não entende a utilidade de se escrever coisas num pedaço de papel. Ela pode ter uma compreensão intelectual, mas em algum lugar profundo em seu instinto, em seu corpo, ela se sente confusa e desorientada.

Em muitas culturas primitivas, quando os meninos completam doze ou treze anos, eles são afastados do convívio feminino. São levados para caçar. Existem ritos de iniciação profundos para os homens (e muitas vezes para as mulheres também) entrarem na idade adulta.

Numa cultura, os homens podem pegar os meninos e mantê-los isolados sem comida e sem água por três dias. Depois, podem trazê-los para o círculo de todos os homens da tribo. Durante três dias, o menino quase não dormiu nem comeu nada, e aí ele se questiona sobre o que está acontecendo. Ele estava só com os seus medos e a antecipação de sua masculinidade. Mas, depois de trazido para o círculos dos homens, ali havia música e o ar estava carregado, vivo. Os homens, então, açoitavam-se com a faca e, um por um, retalhavam os braços, pingavam um pouco do sangue numa bacia, e davam para o menino beber. Eles o encorajavam a beber, mas não eram agressivos ou exigentes. Eles o estimulavam a beber o sangue de uma maneira delicada e acolhedora. Isso dava ao menino a idéia de que, durante toda a sua vida, ele havia sido amamentado por sua mãe, mas agora era hora de mudar para um outro domínio, para uma relação diferente com ela. Ele tinha a idéia de que os homens podiam prover um outro tipo de alimento. Era um ritual bastante simbólico, e muito profundo. Um menino de treze anos se transformava num homem.

Contudo, segundo Bly, nós não temos uma cultura de homens no mundo moderno de hoje, principalmente no ocidente. Não há um só remanescente sequer.

SEGREDO 38

Mantenha contato com o que acontece nas ruas

Se um homem se entrega ao Feminino sem uma intenção[3] e uma sabedoria claras, ele é completamente sugado para dentro do nada, para dentro do caos da criação indefinida pelo conhecimento e pela consciência. Se, nas suas tentativas de se entregar ao Feminino, um homem se entrega total e cegamente a "uma" mulher, ele passa a ser um bebê gigante — uma criança manhosa, petulante e exigente, ou simplesmente um vegetal emocional. Isso pode se tornar algo bastante negativo na vida — muito permissivo e insensível. Entretanto, se uma pessoa pode se entregar ao Feminino com clareza e sabedoria, ela pode ser totalmente reconhecida pelo que é em essência, e aí ser valorizada e reverenciada tanto no lado verdadeiro quanto no lado objetivo da verdadeira adoração.

Como um homem desenvolve essa clareza? Em contato com "as ruas". Uma mulher não é o suficiente para "alimentar" um homem — não em definitivo. O próprio aspecto feminino do homem precisa ser aperfeiçoado, por meio do contato com

---

[3]Intenção — usualmente, refere-se ao ato de determinar, mentalmente, algum objeto ou resultado. No trabalho do Sr. Lee, o termo é usado com freqüência para indicar um propósito em relação ao trabalho de alguém, ou um desejo de que o Ensinamento seja verdadeiro em si, ou um desejo de servir à Obra. A intenção pode atrair as circunstâncias ou oportunidades para o trabalho, o qual não pode ter fins egoístas ou egocênticos.

182   LEE LOZOWICK

o mundo externo. E para que uma cultura masculina funcione plenamente, é necessário haver um entendimento orgânico e articulado.

Durante a história dos menestréis, como foi esse contato com o mundo externo? Eles literalmente perambulavam pelas ruas, ficavam bêbados, dormiam em qualquer lugar, comiam qualquer coisa e escreviam canções e poesias. Seus cantos e músicas eram o resultado da convivência deles nas ruas, fazendo amizades com as entidades (as forças energéticas). O conceito que tinham de comunhão com o Feminino era o resultado da experiência adquirida nas ruas, de viver "no limite".

Se uma pessoa está "nas ruas", é bom que preste atenção e tenha discernimento. Não se recomendam ações perigosas. Se você está fazendo algo perigoso, como participando de uma corrida de carro ou escalando uma montanha, é bom que estabeleça prioridades claras e definidas sobre a sua atenção. Por exemplo, ao dirigir em uma auto-estrada da Alemanha, a 160 quilômetros por hora, você não pode tirar os olhos da estrada nem sequer por uma fração de segundo. As pessoas passam zunindo a 200, 220, 240 quilômetros por hora. Não se pode piscar quando se dirige a 160 quilômetros por hora!

Quando você está "nas ruas", ainda que de um jeito mais ameno, deve saber da existência de um certo limite a ser mantido, ou será um desastre. Precisa-se de clareza e discernimento, e não de desconfiança e arrogância. Nos filmes, por exemplo, os bandidos sempre sabem quem é da polícia e quem não é, porque os criminosos têm instintos claros, bem afiados. Esse instinto é pragmático e estimulante, e não uma baboseira psicológica inútil. Esse tipo de instinto exige que esteja realmente presente.

Quando você tem essa presença, e consegue entender a necessidade de abraçar a Mulher, o Feminino, em sua interação com

A alquimia do amor e do sexo 183

essa Força (seja ela com a mulher individualizada ou com o Feminino como um pólo de energia, e seja você um homem ou uma mulher), não estará correndo o risco de ser engolido. O Feminino *irá* devorar tudo que puder — completamente. Isso é de sua natureza, isto é, submeter tudo ao próprio processo evolutivo. Se um homem é esclarecido sobre sua feminilidade, ele não estará correndo perigo numa relação com a "máquina devoradora". O Feminino está sempre correndo o risco de se transformar nessa máquina "devoradora", quando é confundido pelo "microcosmo feminino," ou seja, a psicologia da mulher.

Uma mulher precisa reagir a seu Feminino com a mesma clareza, para não se tornar uma "máquina opressora": um humanóide ambulante vazio, movido pelo sentimentalismo barato. Com a falta de esclarecimento, a mulher só irá se martirizar, o tempo todo, sem discernimento e senso de adequação. Para esse tipo de mulher, não importa o que é necessário, o objeto de desejo, quem é a pessoa, ou qual é a situação. Você viu o que isso pode acarretar a qualquer ambiente, não viu? Portanto, uma mulher, tal como o homem, precisa desenvolver a clareza. Como ela pode fazer isso? Através do envolvimento e da reação à cultura das mulheres — a partir da intimidade pessoal gerada pela amizade com outras mulheres. Um homem, porém, dificilmente irá obter essa clareza numa cultura de homens, pois esta tem um objetivo diferente, uma meta diferente. Um homem obtém essa clareza nas ruas.

Atualmente, muitas mulheres estão tentando fazer o mesmo, mas com isso acabam alimentando a sua masculinidade e suas desilusões, não a sua feminilidade. Algumas mulheres utilizam o mundo externo como um tiro de testosterona. É como se fazerem de homens, literalmente. Essa deveria ser uma fonte de grande pavor para os homens porque sinaliza a inacessibilidade do Feminino nesse tipo de mulher. Não é que as mulheres não devessem nunca pular de pára-quedas ou praticar esgrima, por exemplo, mas, antes de tudo, elas deveriam ser uma Mulher, pois, assim, caso aparecesse algum tipo de clareza, elas não permitiriam a geração de uma matriz masculina desnecessária. Numa mulher saudável, existe um elemento necessário que o seu aspecto masculino oferece, mas a permissividade, o abuso e os exageros dramáticos desse Masculino presentes em cada mulher criam essa dissonância e essa doença.

Provavelmente, as mulheres mais bem-sucedidas que não estimularam ou exageraram o Masculino enquanto estavam nas ruas foram acrobatas. Nas artes cênicas, uma mulher tem de ser uma mulher. Isso está claro. Nas artes cênicas, a distinção entre homens e mulheres é bastante clara. Isso não acontece no pára-quedismo. Não existe um pára-quedismo polarizado. Mas nas artes cênicas, isso é muito claro — principalmente no cinema e no teatro. O teatro é projetado com papéis masculinos e femininos. Em atividades que não são projetadas com papéis masculinos e femininos, como corridas de automóvel, paraquedismo e rapel, é muito mais difícil para uma mulher manter uma polarização definida como mulher, energeticamente falando.

Se uma cultura masculina é claramente definida e consistente, as terapias de grupo não precisariam ser semanais. Se não existe uma cultura masculina definida, o sistema de apoio aos homens deveria levar em conta o que significa estar em contato com as ruas (e realmente *estar* em contato com as ruas). Dessa maneira, uma observação clara sobre que tipo alimento isso oferece e que tipo de clareza isso gera fica evidente para os homens. Qualquer arte marcial que envolva competição é um meio de realizar, até mesmo se não for uma competição por prêmios. O judô é um bom exemplo, porque não é uma forma dura, mas a competição ainda é apurada. O aikidô é outro exemplo.

A alquimia do amor e do sexo 185

Homens e mulheres podem se tornar bastante maduros e satisfeitos com o alimento que as respectivas culturas lhes oferecem, mas, sem aquela qualidade de clareza exata para uma mulher e para um homem, mais cedo ou mais tarde a cultura pode se tornar um apoio ou sustentáculo, mas vai perder as suas verdadeiras propriedades alquímicas. Se esse elemento estiver presente, as culturas se tornam veículos para uma transcendência cada vez maior, ou um êxtase cada vez maior, porque assim todos os nutrientes necessários estarão disponíveis para uma transformação adequada.

SEGREDO 39

O que as mulheres desejam dos homens

Quando uma mulher olha para um homem, ela é atraída por duas coisas. Uma é a masculinidade animal, ou virilidade, que é forte por um tempo mas nunca dura se os elementos mais profundos do relacionamento não forem satisfeitos. O valor ou calor da virilidade sempre dá lugar à frustração, ao conflito emocional e à raiva. Ele não dura como algo que preenche inteiramente as necessidades de uma mulher, exceto se, é claro, as pessoas envolvidas no relacionamento ficarem inconscientes e insensíveis como uma rocha. Para uma mulher sem sensibilidade, a virilidade pode ser atrativa, mas não é suficiente para que possa encontrar as profundezas de seu Ser Feminino essencial.

Então, o que está errado? Um homem sensível? Um homem capaz de expressar suas emoções? Um homem que respeita os sentimentos de uma mulher? Homens desse tipo costumam ser inseguros e fracos, e ficaram mais dissociados da própria masculinidade do que o nível considerado saudável. Depois de um tempo, essa sensibilidade e essa expressão emocional também passam a ser insuficientes para uma mulher. Logo, ela irá precisar da masculinidade dele como uma polaridade de sua Feminilidade. Dessa forma, a segunda coisa que atrai uma mulher é a vulnerabilidade genuína, a qual, em minha terminologia, é a expressão

A *alquimia do amor e do sexo* 187

da Inocência Orgânica. O que existe num homem e inspira verdadeiramente um profundo amor numa mulher? A devoção — a devoção que surge de uma base verdadeira e sólida da Presença masculina, e é inerente da Inocência Orgânica.

No reino humano, não existe uma entrega verdadeira sem devoção. Um homem não pode se entregar, a menos que seja um Homem. Se um homem é inseguro e fútil, possivelmente não conseguirá se entregar ou expressar devoção na inocência. Uma mulher sabe, por instinto, que um homem capaz de se entregar é um homem com poderes para satisfazer seus desejos de mulher. (Isso não é igual a dizer o que ela neuroticamente deseja. Um homem que se entrega totalmente não é um homem mandado e controlado pela mulher.)

Sem uma cultura masculina sólida, esse Ensinamento da verdadeira Entrega à Vontade de Deus não pode fazer diferença no mundo. De fato, o mundo não consegue sequer um pequeno progresso.

Por conseguinte, a chave para a cultura feminina (e para a cultura infantil também) é a cultura masculina. É fundamental que a cultura dos homens seja textualmente adequada, de modo a proporcionar à cultura feminina a dinâmica necessária e verdadeira para ser polarizada. Então, o mundo infantil pode estar sob o efeito e ser o reflexo da maturidade do mundo adulto. Isso daria início a um ciclo de crescimento e educação maduros e sagrados, livre das lutas desesperadas de egos infantis e adolescentes que tentam superar as exigências das realidades adultas verdadeiras e naturais. É assim que o mundo iluminado tem de se manifestar.

SEGREDO 40

A solução quase perfeita

Em geral, os homens dizem ou sentem que "não conseguem viver sem uma mulher". E essa tensão poderia ser tanto uma obsessão neurótica quanto o resultado de um reconhecimento intuitivo do que vem a ser a energia feminina.

Nenhum de nós estaria vivo sem a energia feminina, sem "o Feminino". O próprio relacionamento não seria uma dinâmica se não fossem as qualidades do Feminino como uma força polarizada do Universo. Todavia, como não fomos educados numa cultura que entende essas coisas, temos a tendência a transpor as nossas necessidades literais pelo "Feminino" de acordo com a crença de precisarmos de um companheiro, um parceiro sexual. Direcionamos o vazio de nosso relacionamento para a nossa *anima* (o feminino interior no homem) externa, e buscamos o sexo e a figura da mãe. Na verdade, esse mecanismo é tão desgastante que não conseguimos desenvolver amizades profundas e duradouras fora da obsessão da ligação de co-dependência. Isso é uma tragédia.

"O Feminino" não está presente apenas em um único indivíduo. Se para um homem uma mulher em particular é a única fonte de energia feminina, e sabe intuitivamente que sem uma energia feminina ele morreria — no espírito e na alma —, sempre

A alquimia do amor e do sexo 189

existirá um clima de tensão quando ele estiver com uma mulher especialmente atraente naquele momento. A mulher significa vida, bem como a respiração significa vida, e sempre existe tensão quando se pensa na possibilidade de não poder respirar.

O aspecto masculino essencial da criação é a idéia, é puro intelecto; e o aspecto feminino da criação é a forma. Em conseqüência, o conteúdo desse universo é feminino.

Os homens só podem se tornar homens se incorporarem, como um homem, o feminino — que é manifestação, energia, criação. Os homens têm de se tornar 90% mulher: o homem precisa incorporar, como um homem, a essência Feminina do universo. (Acrescente 90% de mulher àquilo que o homem já é, e tem-se como resultado um Homem. Os homens têm de se transformar em Homens, mas as mulheres já são Mulheres, porque basicamente vivemos num universo feminino.)

O aspecto feminino tem certas características que têm a ver com a receptividade, a nutrição, o sentimento. No âmbito das idéias, não há sentimento. O sentimento não existe. Tornar-se uma fêmea, como conseqüência, significa incorporar as qualidades femininas — as quais não são apenas sentimentos corporais, como a dor física ("Ai"), mas um certo tipo de sentimento que gera nutrição e reflexão.

A dificuldade de se construir um mundo masculino é que, quando o sentimento aparece, ele quer ser nutriente e receptivo, mas constitui uma característica estranha para a maioria dos homens. Os homens preferem ser competitivos, e a competição não envolve o ato de nutrir.

Enquanto os sentimentos são uma parte da característica feminina, o *sentimento* é, na verdade, a matriz dos sentimentos. Se você *sente* de uma certa maneira, será automaticamente mobilizado a manifestar as outras qualidades. No entanto, se está apenas estimulando o ato de nutrir, a sua manifestação pode ser totalmente equivocada. Se você estimula o *sentimento*, não pode estar equivocado porque o *sentimento* gera todas as outras coisas a partir de si mesmo. Se você estimula o ato de nutrir, ele não cria necessariamente as outras qualidades a partir de si mesmo. As outras qualidades poderiam ser bastante unilaterais, mas o *sentimento* gera todas elas. O *sentimento* é a verdadeira chave.

SEGREDO 41

A *feminilidade essencial e a masculinidade essencial*

Basicamente, existem dois caminhos para a Mulher, ou Feminino Essencial, e dois caminhos para o Masculino Essencial, ou Homem. Falemos primeiro da Mulher.

A mulher, em primeiro lugar, será a grande responsável pela sua Feminilidade essencial, ou pela Deusa. Ela será forte, passional, vibrante, intensa e interessante, tudo ao extremo. E isso pode parecer arrogante para alguém que não sinta suas qualidades interiores. Mesmo que ela não faça sexo há cinco anos, ou até dez anos, por exemplo, este tipo de mulher pode parecer brilhante, viva e radiante todo santo dia.

Qualquer mulher minimamente em contato com o seu ser verdadeiro sabe do que eu estou falando. Ela conhece aquele olhar interior, e os homens também. Isso é tão poderoso e intenso que assustaria qualquer homem — exceto um tolo, um animal, ou um verdadeiro Homem (e até ele ficaria, pelo menos, surpreso).

Ao contrário do sânscrito e de outros idiomas, não existem no inglês palavras, inflexões necessárias ou sutilezas adequadas para descrever quem é ou o que é a mulher. A nossa cultura é muda e limitada quando se trata de elementos Verdadeiros da Vida e do Êxtase.

Para que o verdadeiro Feminino seja real, ele tem de se basear no poder espiritualmente orgânico e inerente de uma pessoa como mulher, e não nas aparências superficiais. Quando isso é verdadeiro para uma mulher, ela não precisa necessariamente se mostrar brava ou zangada, mas ela terá uma aparência selvagem. E esse tipo de aparência selvagem reside nas profundezas da essência de uma pessoa como Mulher, como Feminilidade, ou a própria Shakti. Essa aparência não pode, mesmo que em apenas uma célula do corpo da mulher, ser uma resposta, um reflexo ou uma reflexão em relação a uma coisa diferente da Feminilidade. Não pode ser algo falso ou neurótico. Se alguém se preocupa realmente com o "outro", outras mulheres ou outros homens, com a ilusão da separação e o esforço de sobreviver exclusivamente como o complexo da personalidade orgânica, é impossível essa aparência ser Verdadeira, vir do "ser".

Roupas, maquiagem e um comportamento sedutor "... não fazem uma mulher". Essa Mulher que sabe, sente e é não pode ter nenhuma referência masculina, ou seja, não pode querer ser "Mulher", seja porque ela quer atrair um homem ou porque não precisa de um homem. No rico e militante movimento feminista, por exemplo, é muito comum a imagem de uma auto-suficiência aprovada, embora sem o respectivo ser. O mesmo acontece com o seu oposto — estar mal vestido, com a aparência de auto-depreciação, um ar de rebeldia adolescente de quem "não está ligando para nada". (Assim, quando a mulher quer, ela pode fazer de tudo — com maquiagem, roupas novas, quilos de jóias...) As pobres feministas não têm essa aparência, pois para isso é necessário muito dinheiro.

Hoje em dia, muitas mulheres parecem ser autoconfiantes, mas isso acontece porque ocupam cargo de chefia. Provavelmente há mais de dez homens subordinados a ela em seu departamento; são elas que dão as cartas, admitem e demitem, e ganham R$ 180 mil

A alquimia do amor e do sexo 193

a R$ 200 mil por ano, enquanto os homens ganham apenas R$ 90 mil. É a aparência da "corretora da bolsa de valores", detentora de mais contas do que qualquer um dos homens do escritório ou de quem ocupa a mesma "posição" em casa. Essa é uma aparência de orgulho pela realização, um orgulho de superar o patriarcado, mas não uma aparência do Feminino Essencial.

As mulheres de hoje não querem ser mulheres no relacionamento com seus maridos. Elas não estão dispostas a nutrir, receber, viver e dar atenção, confiança, força e poder. Na verdade, não existem muitas mulheres por aí hoje em dia. Existem muitos corpos femininos tentando ser iguais aos homens no concernente à energia masculina, apesar de que essa abordagem veste a máscara de quem deseja igualdade legal, moral, e econômica.

Na forma arquetípica, o homem é o caçador e a mulher é a mantenedora do fogo, a sacerdotisa, e muitas outras coisas. Mas, em essência, o homem é o caçador e a mulher provê toda a cultura e o ambiente. Shiva não faz nada; ele senta em sua almofada de meditação ou flor de lótus e fala sobre a verdade. Shakti faz tudo — arruma a casa, provê a cultura, as circunstâncias e a inspiração.

Shakti é tudo. Mas as mulheres não se conformam em ser tudo, elas estão tentando dominar o homem. Atualmente, as mulheres têm uma consciência enorme da sexualidade. E, entre homens, verifica-se uma grande incidência de impotência, mais do que jamais se verificou na história, porque eles estão apavorados com toda essa energia feminina. As mulheres estão declarando que "querem ficar por cima", mas elas não se referem só à posição sexual; elas se referem a tudo!

Os grupos de conscientização não entendem que o verdadeiro caminho para as mulheres administrarem essa poderosa sexualidade, essa grande abundância de energia, é "ceder para conquistar". Se você quer realmente controlar um homem, ceda. Não venham com a conversa: "Se você não me fizer 'gozar' desta vez, esqueça, cara."

Ceda, e o cara fica inútil. Entregue-se a ele, e poderá fazer e esperar qualquer coisa — até milagres.

"Ceder para conquistar" é o princípio do judô, e também o princípio da "vitória". Se você realmente deseja ganhar, se deseja realmente governar a situação, é preciso ceder e permitir que a própria situação transcenda às próprias limitações e resistências. E isso vai acontecer se você aplicar esse princípio de maneira adequada.

Dominar tudo não é o caminho. O caminho para se ganhar ou governar uma situação é por meio da firme delicadeza e da gentileza descomprometida. As mulheres que tiveram essa atitude nos anais da história são as mulheres detentoras do verdadeiro poder. As mulheres com poder de se sobrepor aos grandes poetas, aos grandes escritores e aos grandes guerreiros eram aquelas que sabiam como "ceder para conquistar".

Essa é a pura verdade, por mais chauvinista que possa parecer. As mulheres têm de estar dispostas a reconhecer, com receptividade e sem arrogância, que elas são o poder por trás do trono. Elas precisam se conscientizar disso não de forma egoísta, mas silenciosa e em toda a sua essência. Afinal de contas, isso é óbvio, organicamente óbvio.

Mas em vez de ficarem satisfeitas com o poder por trás do trono, as mulheres querem sentar no trono, e é aí que surge o problema. É o que acontece hoje.

No mundo ocidental, principalmente, os homens são a codificação das mães. São poucos os homens que podem ser considerados exemplos. Eles não sabem o que significa a masculinidade. Eles querem ser o poder por trás do trono! Mas em vez de reconhecerem que não são, eles saem por aí eternizando a violência contra as mulheres.

A alquimia do amor e do sexo 195

Os homens têm de estar dispostos a reconhecer que a mulher é o poder por trás do trono, e respeitar isso com reverência. Não é o mesmo que dizer: "Sim, vou votar a favor da Lei dos Direitos Iguais." Essa é uma reflexão pessoal, um assunto íntimo, e não uma reflexão pública, política.

As mulheres têm de ser reverenciadas. Sem a energia feminina não haveria criação.

A "caçadora" também é um arquétipo genuíno da essência feminina; *ela* só é feroz, mas não está aí para "pegar" alguém em particular. A ferocidade da caçadora arquetípica é universal: trata-se da ferocidade em relação à inércia, à ilusão, à dúvida, à confusão e à ignorância do feminino. Porém, a ferocidade vingativa, pessoal, racial ou presunçosa é uma característica de uma aparência de caçadora que é impura, ou neurótica.

As mulheres que confiam em sua essência como Mulher podem olhar para um dos dois lados. O primeiro tipo, por exemplo, pode dormir esparramado na cama com as pernas abertas e os braços caídos de lado. As mulheres que têm essa aparência não deveriam se preocupar em dormir ou ficarem acordadas devido à tensão ou ao estresse. Elas não dormem curvadas numa posição fetal ou com as pernas cruzadas e os braços sobre os peitos, frias e contidas.

Além disso, a Mulher poderia se mostrar, ou ser, completamente suave, ampla, serena, sem arestas ásperas — na voz, no corpo, nos olhos ou nos gestos. Essa suavidade vem da atenção que absorve do Deus Pessoal, da Oração da Submissão e Amor. A energia dessa mulher seria mais internalizada do que externalizada.

A Mulher, a Verdadeira Mulher, estará se irradiando externamente para o mundo, para o Universo conhecido e desconhecido, ou então estará se irradiando internamente. Ela não estará se irradiando para si mesma porque, para a Verdadeira Mulher, não existe "si mesma", exceto para satisfazer a alguma conveniência linguística ou da comunicação. Nem ela deixará de ser funcional; pelo contrário, a Mulher que irradia internamente parecerá mais uma mantenedora do fogo, e não uma guerreira.

Nenhum tipo é melhor que o outro. Eles simplesmente diferem na manifestação. (Na mulher mais voltada para o externo, o seu foco contextual ou essencial não é estabelecido por "Deus unicamente", mas pelo "Único Deus". A diferença é que o "Deus unicamente" é o aspecto Imanente do Absoluto[4] e o "Único Deus" é o aspecto Transcendental do Absoluto.[5])

Observar um desses dois caminhos só pode ser um ato consciente ou subconsciente, tortuoso ou ingênuo, para que uma mulher possa realizar seus desejos. Algumas mulheres parecem delicadas, recatadas e muito doces, mas mesmo assim têm garras mais afiadas do que um tigre. Qualquer coisa entre essas duas maneiras de ser uma Mulher é uma função da neurose. Um caminho tão intermediário pode reter algum nível de influência ou possibilidade transformadora, mas ainda está inacabado, bloqueado ou atravessado em sua expressão. Não existem exceções. Se uma mulher quer ser "igual" ao homem e viver no "mundo dos homens", então nenhuma dessas duas formas de ser Mulher pode ser boa para ela. Não existe igualdade, a não ser no sentido Divino. O Homem não é Mulher e a Mulher não é Homem e nunca vão ser.

A total submissão à qualidade *yin* da receptividade irá se manifestar como a Shakti completamente receptiva ou completamente selvagem. Uma não exclui a outra, é claro, e ambos os tipos

---

[4] O aspecto Imanente do Absoluto — o Deus pessoal; o Deus reconhecido em e por meio da criação.

[5] O aspecto Transcendental do Absoluto — o princípio universal penetrante e não-pessoal da criação que está além da compreensão humana, e além da descrição.

A alquimia do amor e do sexo

terão uma gama enorme de manifestações quando necessário, e sob várias circunstâncias.

Para que a mulher possa sair por aí manifestando um desses dois tipos de ser, e não ser molestada o tempo todo (não me refiro a ser atacada ou molestada fisicamente, mas sim psíquica e emocionalmente), o Homem tem de ser de um desses tipos. Uma das formas essenciais que o Homem pode aparentar e ser está bem evidente.

Quando se olha nos olhos de um homem, é possível dizer quando existe um ser profundo — uma pessoa livre para viver dentro de sua masculinidade. Os olhos podem ser claros ou sombrios. (Não me refiro à cor da íris ou da parte branca dos olhos. Todos sabem a diferença; todo mundo já olhou um monte de olhos.) Os olhos claros cintilam; os olhos claros são brilhantes e insondáveis. Não existe nenhuma película sobre ou dentro dos olhos e isso se manifesta numa postura íntegra, e a recusa de dirigir um olhar malicioso às mulheres, entre outras coisas.

Alguns homens são elegantes, não importa o que estejam vestindo, porque eles possuem uma clareza de contexto. Em uma recente entrevista, perguntaram a um velho ator de cinema:

— As mulheres realmente se sentem atraídas por você? Em seu último filme você parecia tão velho e abatido, cansado e exausto...

Ele respondeu:

— Sim, é claro que sou atraente para as mulheres. As mulheres não gostam desses caras que ficam passeando pelas praias, sem nada na cabeça. Elas gostam de alguém que sabe o que é. E completou:

— Eu sei quem sou. Isso é um atrativo, independentemente da minha aparência.

Essas palavras apontam para o estado de ser do homem, e não apenas para alguma autoconfiança superficial. Quando um homem sabe quem é no contexto da masculinidade, ele se incute de uma certa elegância. O estado de ser natural do homem é se incutir com a elegância de um guerreiro-chefe que sabe que é um guerreiro-chefe. Ele é apenas isso, sem "poses" ou "posturas estudadas".

O homem também pode ser invisível para se destacar. A invisibilidade carrega em si uma elegância inconfundível que a maioria das pessoas nunca reconhece. (Elas estão muito ocupadas procurando "as novas roupas do Imperador".) Invisibilidade é a capacidade de se integrar natural e espontaneamente a qualquer ambiente como se pertencesse a ele — ser um camaleão humano. É difícil encontrar esse tipo de homem porque a psicologia do homem "primata" — o macaco que bate no peito e arreganha os dentes — está convencida de que essa invisibilidade é fraca e "desumana". Mas essa suavidade no homem é a contrapartida da suavidade da mulher. Esse tipo de homem reverencia a Deusa interior, enquanto o tipo de homem mais voltado para o externo dramatiza o "Único Deus".

Reverenciar a Deusa, pois, é ser atraído pela Necessidade e pelo Poder Dela, e se render a Ela. Isso não quer dizer que o tipo mais "brilhante" de homem não se atraia pela Deusa, mas seu foco é mais universal e menos pessoal.

Quando alguém conhece o sentido do estado de ser essencial do homem ou da mulher, não deve ficar inseguro ou confuso em relação a isso.

Deixe-me esclarecer. Não estou dizendo que a Mulher poderia ser Verdadeira se atuasse assim, nem o Homem poderia. Não. Essas descrições, na verdade, definem a verdadeira Feminilidade e a verdadeira Masculinidade. E isso é algo que você não pode "tentar" ser; essas condições são inerentes a seu verdadeiro ser. Depois, você se acomoda nessa sua condição essencial, conforme os pesos e desvios são descartados pela sua observação, que é irrelevante para o Verdadeiro Ser.

SEGREDO 42

Como se tornar uma Mulher — nas abordagens masculina e feminina

I. PARA HOMENS

O homem descobre o Feminino dentro dele quando se "torna uma mulher". Não se trata de se tornar uma "mulher" vestindo roupas femininas e agindo como uma mulher — ainda que esse gênero de *sadhana* produza manifestações transformadoras em muitos homens. Contudo, tornar-se uma mulher é um processo bem diferente.

Um processo simples para começar a entender como proceder é observar a mulher. Mas se você observar as mulheres e tentar encontrar a Mulher, com certeza terá de ignorar muitas cenas e muitos aspectos. Para um homem observar as mulheres, ele precisa ter muita clareza em relação à diferença entre a feminilidade essencial e o comportamento feminino "primata". Mas é aí que o modelo reside.

Se você observar o comportamento externo de uma mulher, e tal comportamento estiver moldado como expressão contemporânea, frustrada e independente de que "somos iguais aos homens", talvez não entenda nada. Para entender o significado da expressão "tornando-se mulher", deve-se observar o que há de valor quando essa característica condicionada não está em vigor. Em outras palavras, você deve notar o que é real e não o que é somente uma impressão psicológica. Se tiver a oportunidade de observar as mulheres se arrumando, verá que essa característica condicionada tende a estar relaxada. Quando uma mulher se olha no espelho, fica inclinada a estar mais perto daquilo que ela realmente é.

Você começa observando as mulheres e lendo nas entrelinhas, até começar a sentir a essência da feminilidade, em vez da prática, do hábito ou da expectativa cultural.

É muito mais fácil um homem transformar-se em mulher do que uma mulher transformar-se em mulher; a mulher imagina já ser Mulher, mas ela é só "uma mulher". A dificuldade é bem maior para a mulher porque ela tem de se render àquilo que já é — é como ver um peixe morrer de sede no mar. Tudo que um homem tem a fazer é ver Mulher nas mulheres, e deixar isso se incorporar no seu próprio ser, de dentro para fora. É como obter um "impacto".

Se você não sabe dançar, o Feminino lhe ensinará. Enquanto dançam, não é crime nenhum um homem se deixar ser conduzido pela mulher, até que aprenda a conduzir. Como um homem vai aprender a conduzir uma mulher numa dança, se não com ela? Em termos de nosso discurso, não se trata de "uma mulher", e sim da Mulher, do Feminino. Deixe o Feminino (seja lá o que isso for) ensinar a dançar, dar os exemplos, não tomando uma mulher como exemplo, não observando "uma" mulher. O Feminino lhe ensinará a dançar. O Feminino é uma dançarina.

Verifique como a qualidade feminina se aplica a uma determinada situação, e qual é a predisposição essencial do feminino. A predisposição não é o modo como o feminino tende a se ma-

A alquimia do amor e do sexo 201

nifestar, tais quais bem-estar, alimentação, amamentação, receptividade. Esse modo não é necessariamente a dança. Mas existe uma predisposição para a receptividade e uma predisposição para amamentar, além de outra para nutrir, que *é* a dança. Não é o ato que é a dança, é a predisposição.

II. PARA MULHERES

Existem muitas diferenças, e evidentemente muitas semelhanças, entre a qualidade de nutrir, necessária entre mãe e filho, e a qualidade de receptividade e resposta, adequada entre uma mulher e o cônjuge. Uma das maneiras que uma mulher tem de começar a analisar as diferenças é perguntar ao cônjuge se ela o "amamenta". A resposta dele será uma avaliação exata sobre se existe desequilíbrio nesse tipo de amor em particular.

Os homens, entretanto, têm a tendência de ser bastante sensíveis a essas questões, pois poucos foram amamentados adequadamente. Logo, para fazer uma análise séria dessa questão, uma mulher precisa estar disposta a não recuar diante do cinismo dos homens.

As mulheres deveriam discutir não sobre "O significado de ser mãe, amante, mantenedora do fogo, dona de casa, mas sim sobre o significado de ser Mulher. A pergunta não deveria ser: "O que é uma mulher?" Uma mulher nada mais é do que um monte de motivações psicológicas e características de personalidade com uma essência sutil, a qual tem uma relação polarizada com a essência sutil do masculino. (Nesses aspectos, uma mulher é simplesmente igual a um homem, com a diferença de que a energia polar dele se relaciona ao feminino.)

Quando uma mulher acredita que se descobre, ela apenas descobre se gosta mais de comida chinesa do que de comida indiana, e preferir estar em cima a estar embaixo nos momentos de intimidade, e assim por diante. Quando uma mulher descobre o que ela é como Mulher, ela descobre uma criatura de um tipo diferente.

Existe uma qualidade da energia feminina que, quando liberada das expectativas psicológicas, das projeções e distorções, passa a responder com espontaneidade a qualquer circunstância como Mulher, como O Feminino, e não conforme definido por qualquer papel especialmente possível de ser assumido pela mulher.

Ao analisar a questão "O que é Mulher?", a primeira coisa a se fazer é ser bem específico acerca da linguagem. Quando pensar sobre o assunto — com todas as extrapolações, implicações e distrações que podem estar envolvidas —, pense sempre: "O que é Mulher?" Não fique confuso. Seja sempre bem exigente. Uma mudança mínima ou aparentemente insignificante na linguagem pode fazer a maior diferença no resultado.

Em segundo lugar, uma tentativa interessante seria fazer a mesma pergunta a muitas mulheres — O que é Mulher? Se elas responderem — Bem, você sabe o que é mãe... é isso, é aquilo... interrompa e explique que a pergunta não se refere a uma mulher, mas a Mulher.

Se estiver disposto a extrair uma grande amostragem, você achará a maioria das respostas inúteis. Mas, de vez em quando, alguém vai escorregar; sua personalidade irá relaxar por um momento, e você obterá uma resposta extremamente valiosa — uma jóia reveladora que pode ser alimento ou combustível por muitos anos, ou encarnações, ou vá lá... para sempre! Esteja preparado, porém, para encarar uma situação deste tipo. Seria pouco provável que a resposta surgisse na forma verbal. Você deverá ter a capacidade de "sentir através" das palavras que estão sendo ditas dentro do coração e da alma de quem responde.

A alquimia do amor e do sexo 203

Quando uma mulher descobre o que é Mulher, essa revelação irá transcender a todas as características pessoais e todas as expressões de autoconhecimento e auto-identificação.

III. PARA HOMENS E MULHERES

Não há definição para o que vem a ser Mulher. Ser Mulher não tem nada a ver com "eu". Mulher é receptividade, essencialmente, e a receptividade não se refere a nenhum "eu". Ela envolve, não confronta.

Tudo que possui um "eu" apresenta confronto: "Eu sou isso, eu sou aquilo. Eu sou parte do relacionamento. Eu faço a sua comida. Eu mereço mais do que isso." (A psicologia popular do movimento feminista analisa os merecidos dezessete orgasmos. Começa assim: "Você merece pelo menos um, e quando tiver um orgasmo, meu bem, não há limites... Você merece ser bem tratada etc." O treinamento assertivo ou qualquer coisa que envolva um "eu" não é receptivo. Ser essencialmente receptivo é não ter um "eu".)

Quando se fala desse assunto, as mulheres dizem que, se tentarem agir assim com um homem, eles irão tripudiar. Bem, e aí? Você não pode continuar admitindo ser sempre tratada com tanta indiferença. Esse é um argumento válido. O que fazer?

Em primeiro lugar, se quer ser uma Verdadeira Mulher, você precisa de "algo" para encontrar essa Verdadeira Mulher. É necessário se envolver em algo — como um Verdadeiro Homem — se tentar se entregar por completo à receptividade.

Em segundo lugar, essas idéias precisam ser analisadas diretamente nas circunstâncias em que se aplicam. Neste momento, não estamos fazendo amor. Estamos criando a pergunta: "O que é uma Verdadeira Mulher?" Ou: "Como me tornar um Verdadeiro Homem para encontrar essa Verdadeira Mulher?" Essas perguntas são bastante apropriadas quando feitas no momento certo, como, por exemplo, na próxima vez em que estiver fazendo amor, seja no domínio sexual ou não-sexual. (Refiro-me especificamente a fazer amor, não ao "apetite sexual" no sentido biológico.) Você pode aplicar o ato de amor a uma criança, à comunhão com seus amigos, apesar de, obviamente, existirem diferenças.

Não procure técnicas para administrar a sua energia, mas pense nisso no momento certo. Essa pergunta deveria ser feita internamente, aí então ela irá surgir quando tiver alguma relevância. Se pensar na questão de um jeito correto, você estará fazendo o que ela sugere. É muito simples — é preto no branco.

No momento, isso é tudo de importante que tenho a dizer sobre o assunto. Tempero demais estraga a comida. Qualquer coisa que nós mesmos desejemos realizar pode ser colocado como uma pergunta, como um *koan*, como diz o Zen. Se uma resposta preconcebida é dada a uma pergunta dessa importância, você fica com algo que não é natural. Não fomos feitos para interromper o processo digestivo. Fomos feitos para comer, para digerir a comida, e depois para defecar, que é uma parte muito importante do processo. Se você não defecar, terá grandes problemas.

Se alguém usa a Mulher como o *koan*, então, quando o processo de se tornar Mulher começar a ter efeito, os chakras irão se alinhar de forma natural e espontânea, sem as influências raramente distorcidas, como descrito em vários tratados de yoga. Todo esse processo não precisará de uma atenção especial, ajuste ou refinamento.

Você pode se mobilizar para se tornar Mulher, começando a trabalhar com o alinhamento dos chakras, mas quando abordar esse conhecimento com uma intenção determinada, terá de abandonar o firme processo intencional que o levou à realização. Assim, esse processo está acabado para você novamente.

A alquimia do amor e do sexo 205

Se alguém descobrir a Mulher, automaticamente irá descobrir o Homem. Trata-se de um processo simultâneo porque essas polaridades não existem separadas uma da outra, muito embora possam acontecer distinções.

A tarefa — tornar-se Mulher — é exatamente a mesma para todos os homens e para todas as mulheres; o propósito é que é diferente. Mas não existe um "meio" de se entregar à Mulher interior, porque não se trata de um processo linear ou progressivo. É só fazer. Por isso é um *koan*. Você trabalha incessantemente e, um dia, lá está o resultado — concreto e verdadeiro.

O propósito do homem e da mulher na busca de cada um pela Mulher é diferente porque o homem e a mulher representam polaridades diferentes. Portanto, você pode perguntar: "por que a Mulher não deveria buscar pelo Homem?" E eu responderia: "A mulher é tudo. O que ela precisa buscar no Homem?"

SEGREDO 43

A reação psicológica das mulheres à fraqueza masculina

Para que qualquer relacionamento funcione, sempre existirá o jogo dos opostos — macho-fêmea, yin-yang, positivo-negativo, ou forças de afirmação-negação. Se duas pessoas são tão parecidas a ponto de o padrão de fluxo-refluxo da criação universal não existir, então a força que está fora do casal, como, por exemplo, uma causa social ou política, uma religião ou uma circunstância da vida, deve exercer essa função.

Os homens iniciam os relacionamentos quase exclusivamente como a parte mais fraca dos dois. (Homens, se vocês prestarem atenção, verão que provavelmente toda mulher já encontrada foi, na verdade, a força dominante. Mulheres, se vocês prestarem atenção, verão que sempre foram a força dominante sobre a energia submissa e fraca dos homens.)

Se não houver conscientização ou auto-reflexão, as mulheres vão em primeiro lugar reagir a essa fraqueza — a partir da relação psicológica das disposições adormecidas do homem/mulher; a partir das causas neuróticas, e não das causas puras; a partir de uma disposição subconsciente de que a relação já fracassou, em vez de considerar a relação como um campo aberto com infinitas possibilidades.

A alquimia do amor e do sexo 207

Por instinto, o que se deseja numa relação é o efeito recíproco da energia essencial masculina e da energia essencial feminina. Todavia, se um homem não expressa a verdadeira masculinidade, que é o desejo das mulheres, uma mulher não corresponderá com uma verdadeira feminilidade. Ao contrário, ela terá uma reação psicológica mecânica ou neurótica em relação à psicologia mecânica ou neurótica do homem. E a reação dela será primitiva, inconsciente, e funcionará sempre como uma predisposição fundamental, mesmo quando não estiver gerando sinais externos. Uma única vez a reação não estará presente: quando um homem expressar a verdadeira energia masculina. Mas isso só pode ser gerado por uma mulher que tenha algum sentido verdadeiro de quem ela é como Mulher, como a verdadeira presença feminina.

A principal dificuldade da relação é que, em virtude de a mulher costumar reagir com base em um padrão neurótico, mesmo se encontrar um homem com uma verdadeira energia masculina, ela ainda tentará controlar os mesmos jogos psicológicos. Um momento desenvolve apenas aquilo que acontece praticamente pelo seu poder. Ela entrará numa grave crise porque a Inocência Orgânica de sua feminilidade reconhece a Inocência Orgânica da masculinidade, e ainda haverá conflito entre a tentativa de comunhão e o condicionamento mecânico para "exercer" seu padrão psicológico primário. Uma mulher não aprende isso aos dez anos de idade, aprende na infância — a partir do momento que começa a observar a mãe e o pai.

Em geral, essa reação psicológica em relação aos homens é tão surpreendente que não existe espaço para se entregar àquilo que permite a expressão natural do verdadeiro Feminino.

Como um homem trabalha com esse mecanismo? É impossível interrompê-lo de outra maneira, a não ser transcendendo o comportamento que provoca essa reação — e isso é apenas o primeiro passo. Assim, os homens têm de fazer a sua *sadhana* — antes de entrarem num relacionamento que funcione no nível espiritual. Os homens devem parar de estimular a fraqueza que provoca a reação psicológica básica da mulher em relação àquela fraqueza. Ser um herói machão não coloca necessariamente um fim a essa fraqueza. Como todos vocês sabem muito bem, alguns dos homens mais machões são também os mais fracos e mais inseguros. Usualmente, essa falsa valentia é apenas uma cortina de fumaça para a verdadeira situação. A verdadeira força masculina não é incisiva, áspera, fria, cruel ou brutal; a neurose masculina é que a vê assim.

Se um homem deixa de manifestar as fraquezas da incapacidade de ser Homem, a mulher eventualmente deixará de reagir com intensidade ao mecanismo psicológico primário do "Zombador". Quando isso não mais acontecer, a Inocência Orgânica da energia feminina, a essência da feminilidade, é expressa. Mas quando isso ocorre, um homem neurótico pode ficar tão afetado pelo brilhantismo de uma mulher que ele se torna cada vez mais fraco, e aí toda aquela situação infernal pode se repetir. Como essa é uma possibilidade real, você deve ficar alerta o tempo todo. Um homem deve reconhecer e ser capaz de permanecer na verdadeira Masculinidade, pelo menos para dominá-la quando estiver presente! É um pequeno truque. Podemos falar disso agora, mas praticamente tudo isso acontece depois de uma pessoa começar a agir de acordo com uma disposição da "Mente Não-Conclusiva"[6] e do Contexto desperto. Quando homens e mulheres forem capazes de expressar sua masculinidade e feminilidade por meio da Inocência Orgânica, não será mais necessário se preocupar

---

[6]Mente Não-Conclusiva — um estado de clareza em que as suposições mentais são entregues à Inocência, isto é, à simples realidade do momento.

A alquimia do amor e do sexo

com a sexualidade. Isso não quer dizer que vá acontecer uma grande e selvagem orgia toda noite, na qual homens e mulheres se misturam uns nos quartos dos outros, mesmo que isso traduza exatamente o seu pensamento filosófico, se pensar nessa imagem. Os problemas de sexualidade, desejo, luxúria, química, fantasia, etc. simplesmente ficam expostos à natureza instintiva da vida entregue à Vontade de Deus.

Quando um homem entra na característica do Masculino Essencial, ele tem a possibilidade de parar de ativar e manifestar as fraquezas habituais que, de modo neurótico, traz para o relacionamento, a partir do que lhe foi transmitido pela mãe. Ele aprendeu com ela e comprovou com a observação do pai.

Como resultado, que tipo de trabalho pode ser feito por parte da mulher para evitar essa situação anormal? Bem, para simplificar, as mulheres deveriam dedicar a sua atenção à entrega, e os homens à *sadhana*. Depois, os papéis se invertem. Os homens passam a se entregar e as mulheres concentram a atenção na *sadhana*. De certa forma, no entanto, as mulheres encaram isso com facilidade, porque a *sadhana* é feita para elas, contanto que os homens façam a sua parte. Desde que os homens não manifestem outra vez a sua fraqueza, as mulheres não começarão a manifestar de novo aquela reação psicológica primitiva, pelo menos após atingido um certo ponto de maturidade do discernimento, da disciplina e do esforço.

SEGREDO 44

A abordagem do feminino sem dominação

Se uma pessoa aborda o conhecimento do Feminino a partir de uma visão masculina, ou do contexto de "atitude masculina", isso já constitui um erro porque o Feminino não pode ser mal interpretado ou entendido fora do próprio "espaço". Às vezes, o Feminino aceita um mal-entendido ou uma interpretação errônea por parte de alguém que esteja querendo entendê-lo por várias razões, mas ele nunca será estudado em profundidade. Se vamos entender o que é o Feminino, temos de abordá-lo da perspectiva do significado do Feminino sob o ponto de vista interno, não pelas observações e perspectivas de um homem ou de fora — o qual é sempre, de alguma forma, uma perspectiva efetiva: a perspectiva do poder e da dominação.

Por tradição, as culturas patriarcais renderiam reverências aos deuses pelas colheitas abundantes e produtivas, pelo clima favorável, bem como pelo poder, pela vitória nas guerras e para dominar as terras vizinhas. A Deusa era reverenciada por qualquer motivo relativo à vida, num nível prático e essencial. As culturas patriarcais desenvolveram o culto às Deusas numa determinada fase da história, como uma abordagem poderosa do Feminino. "Se ela não vai embora, podemos aproveitá-la também a nosso favor."

A alquimia do amor e do sexo

Qual é a abordagem mais efetiva do Feminino? Sexo. Outrora, eram realizados cultos com muitas sacerdotisas, as quais atuavam como prostitutas do templo, normalmente uma vez por ano ou às vezes o tempo todo. Essas sacerdotisas representavam literalmente o que os ocidentais definiam como guru — elas simbolizavam e eram tratadas como se fossem a encarnação da Deusa. Em conseqüência, fertilizar a sacerdotisa era satisfazer e agradar a Deusa. E se a Deusa ficasse satisfeita, ela ficaria feliz com o povo que a satisfez — haveria grandes colheitas, as guerras seriam vencidas, e todos teriam saúde em abundância.

Atualmente, é interessante como os principais cultos à Deusa na "nova era" exigem uma abordagem com esse tipo de força. A despeito da retórica, eles exigem que a abordagem seja feita a partir da perspectiva masculina. A retórica é totalmente feminina, mas o comportamento deles exige uma abordagem masculina. As mulheres nesses processos estão tão afastadas do verdadeiro feminino que nem sequer sabem o que estão fazendo. Elas foram condicionadas pela perspectiva masculina e impõem essa visão sobre a sua busca instintiva pela verdadeira Feminilidade. Mas uma abordagem como essa só pode gerar algum tipo de distorção, e foi o que aconteceu.

A abordagem masculina é definida pelas distinções tendenciosas entre o masculino e o feminino, e exige um certo tipo de reconhecimento como "o feminino", e pela retórica que é exclusiva e correta, ou algo fundamentalmente específico.

As mulheres foram exploradas pelos homens durante tanto tempo que se esqueceram de quem são em termos humanos e como Deusas. Elas precisam recuperar o senso de quem são, principalmente para elas mesmas — para a própria segurança e orgulho. E essa necessidade tem sido o fator que impulsiona todo o feminismo cultural dos povos. Contudo, a obediência ao verdadeiro Feminino brotará da gratidão e do reconhecimento por parte do masculino (tanto nos homens quanto nas mulheres), e não das duras necessidades.

Quando um homem encontra uma mulher, a sua relação com ela é essencialmente de ansiedade e tensão. Por quê? Sexo! Não importa quão sofisticado ou sutil o homem seja, o sexo é o ponto principal. Ele também cai na armadilha de um tremendo paradigma social da hostilidade feminina. Por que um homem quer sexo com uma mulher? Por que isso gera ansiedade e tensão? A resposta é: o homem sente a necessidade neurótica e aterrorizante de dominar aquilo que de fato é a Vida em si — ou Shakti.

Qualquer jogo sexual que tenha o orgasmo como objetivo não pode deixar de ser movido pela ansiedade e pela tensão. Quando o orgasmo é o motivo de duas pessoas (ou mais) estarem juntas, é a razão de estarem fazendo amor e é a realização final que pode ser esperada daquela união em particular, as maiores possibilidades de amor e comunhão são negadas. Quando um homem aborda o sexo com o processo inconsciente de ansiedade e tensão, o fator motivador é a dominação do Feminino em função do medo — na verdade pavor, não de ser dominado por, mas de ficar tão entregue a esse Feminino a ponto de se transformar em algo insignificante diante de tanto brilho.

O mesmo acontece com as mulheres. A mulher contemporânea de classe média não está interessada no verdadeiro prazer... no prazer essencial. Pode não parecer, porque a retórica refere-se à quantidade de orgasmos que uma mulher pode ter e o quanto ela pode se satisfazer e obter a completa satisfação dos sentidos. Mas tudo isso é uma máscara para a negação e a recusa.

A satisfação dos sentidos é um assunto quente nas revistas populares de psicologia e nas revistas femininas. "Se seu homem não consegue satisfazê-la, use o vibrador. Seja como for, o vibrador

A alquimia do amor e do sexo 213

é melhor e você pode fazer como preferir, sem confusão, sem grandes alardes emocionais ou compromisso." Não se trata de prazer, e sim de dominação. Se as mulheres abordam o sexo cheias de tensão e ansiedade, então a dominação é o motivo principal; no caso de uma mulher, é a dominação sobre o próprio medo do poder e da realidade. O medo de a mulher ser o que é pode ser tão grande quanto o medo do homem de se transformar nesse Feminino ou se entregar a ele.

SEGREDO 45

O único e verdadeiro segredo do sexo tântrico

Quando um homem e uma mulher se encontram no sexo, seria bom se só houvesse uma consideração a fazer. O homem deveria pedir à mulher para se mostrar como Mulher, e a mulher, ao homem para se mostrar como Homem.

Não quero dizer que esse pedido tenha de ser verbal, pois aí você iria se atrapalhar com filosofias e perder o interesse pelo corpo à sua frente. Essa consideração, e às vezes a procriação, é o verdadeiro sentido do sexo. O sexo como prazer, ou mesmo como alquimia, é somente uma maneira sofisticada que os animais adotam para tentar justificar a sua forma humana. Toda a reflexão tântrica a respeito do sexo como alquimia é a bagagem mental necessária para manter o praticante interessado o tempo suficiente para chegar ao verdadeiro "ponto". Para um homem que está com uma mulher, a pergunta, a porta de saída, a chave para o universo é "Mostre-me a Mulher".

Todo o processo do trabalho sexual tântrico é arrancar de uma mulher tudo que ela é como mulher — todos os artifícios que ela impôs sobre o ser feminino natural e primitivo. O mesmo serve para o homem. Uma mulher só deveria fazer sexo com um homem quando estivesse disposta a ver uma masculinidade crua, primitiva.

As mestras tântricas de antigamente sabiam como levar um homem a esse estágio. Elas sabiam como se despir de todos os artifícios, deixando o homem ver não apenas o que o verdadeiro Feminino era, mas o que o verdadeiro Masculino era em si mesmo. A iniciação só vinha depois de anos de aprendizado prático, porque se você leva um homem a esse ponto e ele não está preparado, é provável que ele desmorone. Na verdade, ele pode só ficar ensandecido ou tão assustado que nunca mais na vida iria tentar nada do gênero. Ele nunca buscaria a Verdadeira vida.

Tal iniciação não se parece em nada com o que sabemos por intermédio do insight superficial ou do estudo intelectual. O objetivo do trabalho tântrico era remover dos homens e das mulheres todas as imposições psicológicas habituais da essência feminina e da essência masculina. Isso é o que o sexo deveria ser. Se ele for algo diferente disso, se o sexo for uma questão de amor pura e simples, ele só pode levar à decepção e à frustração, ou à perpetuação da inconsciência. O sexo tem de ser mais do que isso.

Quando as pessoas se amam, o sexo pode ser o formato específico do amor que as leva à revelação do verdadeiro Homem e da verdadeira Mulher em cada um. Mas se for apenas do tipo "prove que me ama...", está fadado a terminar em frustração. Não há outra saída. (Eu não deveria ter dito isso em voz alta. A única razão pela qual eu disse é que ninguém vai me entender mesmo... com duas ou três raras exceções.)

O ponto principal de todas as relações sexuais é "Mostre que...." (Isso é diferente de alguma bobagem voltada para a personalidade, anima-animus.) Quando um homem está com uma mulher, o sexo não deveria ser uma questão ligada à quantidade de orgasmos atingidos pela mulher, ou a seu olhar, ou àquilo que ela sussurra ou grita.

Para muitos homens, meia hora, 45 minutos ou uma hora já é o suficiente. Você foi à caça, o veado está "amarrado"... e aí vem o tédio. A mulher teve alguns orgasmos (ou gemeu e olhou nos seus olhos como se você fosse o melhor homem sobre a face da terra), e aí você fica entediado. Se não consegue manter a intenção: "Mostre-me a Mulher," então, basicamente, o sexo pode ser extremamente prazeroso e bem compensador durante um bom tempo, mas, sob essa perspectiva, está fadado a morrer.

Para um homem, o final é: "Mostre-me a Mulher." Não é: "Quem é VOCÊ como uma mulher?" Qualquer mulher, qualquer pessoa do sexo feminino, pode mostrar isso. Pode haver algumas raras exceções, mas, no fundo, não importa quem ela é, como ela é feita, como é a sua personalidade — mulheres são mulheres. Essa é a questão.

Uma Mulher verdadeira quer saber quem o Homem é, mas outras mulheres não. Conhecer o Homem derrotaria os propósitos psíquicos de uma mulher normal — cada um deles, inclusive a mobilização em torno da família, do amor etc.

A mulher é um profundo mistério. A maioria dos homens não tem interesse nisso. Eles querem ir para a cama e fazer de uma vez o que tem de ser feito. E toda mulher acha que, se ela der uns gemidos, estará mostrando ao homem quem é. Não. O pensamento da mulher deveria ser "Mostre-me o Homem", e não "Eu vou lhe mostrar a Mulher". Muitas mulheres pensam: "Eu vou lhe mostrar quem a Mulher é," mas logo em seguida descobrem que elas não diferenciam a sua *yoni* de um buraco no chão.

Pode-se levar anos para chegar ao nível de "Mostre-me a Mulher", ou você poderia chegar a esse nível já na primeira vez, ou pelo menos tocá-lo na primeira vez. Depende de quem é e de o que está fazendo.

Um homem que sabe o que é esta Obra jamais estará satis-

A alquimia do amor e do sexo   217

feito, exceto se descobrir, sabe-se lá como, o que a Mulher é. Ainda bem que o sexo não é o único caminho, existem outros, mas o sexo é o menos misterioso, é o caminho mais óbvio. Esse caminho tem um sinal — com quase dois metros de altura e letras em néon vermelhas — apontando para ele. Os outros caminhos são infinitamente mais sutis.

Basicamente, o homem deveria desenvolver o contexto implícito de "Mostre-me a Mulher", e depois, esquecer. Falar disso com uma mulher é o mesmo que perguntar: "Quando você vai gozar?" Isso poderia levar alguém à autoconscientização. (Hoje em dia, é claro, muitas mulheres diriam: "Se você não consegue perceber isso, cara, então vê se encontra outra.") Falar do assunto e não perguntar em termos de "Mostre-me..." seria o mesmo que nada.

Pode acreditar em mim. Faça disso o seu *koan* e vá à luta. Tente desenvolver alguma intensidade por trás da vontade de conhecer a Mulher, conhecer o Homem.

SEGREDO 46

Como equilibrar a essência masculina e as energias femininas

Dentro de todo ser humano existem as polaridades masculina/feminina, e existe todo um espectro da reciprocidade dessas energias — de quase todo o masculino para quase todo o feminino, e todos os pontos intermediários. As pessoas nascem com disposições orgânicas em algum lugar desse espectro. Homens e mulheres têm tendências claras em relação à forte masculinidade e à forte feminilidade, independentemente de seu verdadeiro sexo. Por exemplo, alguém com uma disposição feminina muito forte, seja homem ou mulher, poderia desenvolver uma utilização efetiva, uma experiência ou uma expressão da energia masculina, mas isso não mudaria a sua disposição essencial.

Em geral, quando se reconhecem a natureza e a relação da energia masculina e feminina, entende-se que essas energias são elementais em todos os aspectos da criação, animados ou inanimados. As músicas clássicas mais dramáticas, por exemplo, podem ser eficazes na comunicação por causa do jogo entre as forças masculina e feminina na própria música. Algumas músicas são claramente masculinas e outras, claramente femininas. Nesse contexto, portanto, a atividade sexual se torna um caminho entre muitos de utilizar a dinâmica entre os pólos masculino e femini-

A *alquimia do amor e do sexo*   219

no, seja na homossexualidade ou na heterossexualidade (é óbvio que existem diferenças, mas o mesmo é aplicável em termos de energia). O jogo sexual se torna só um meio de integrar e equilibrar a reciprocidade entre as forças masculina e feminina, e não necessariamente o meio mais importante ou primordial.

A homossexualidade é, na verdade, uma relação entre um homem e uma mulher — independentemente do gênero biológico dos envolvidos na relação. Um homossexual masculino ficaria extremamente ofendido, penso eu, ao se pensar que a sua homossexualidade é, na verdade, uma relação entre ele e sua mãe biológica, e não entre ele e seu parceiro. Ofensas à parte, é assim que as coisas são.

Esse não é o caso de todos os homossexuais, nem toda homosexualidade é neurótica, mas na grande parcela dos casos a escolha pela homossexualidade é uma reação a algum trauma da infância, abusos ou humilhações, não propriamente uma escolha pelo mesmo sexo. Se você pensar em quantos hábitos básicos de retração foram assumidos no início de seu desenvolvimento, deveria ficar claro no âmbito psicológico que isso é literalmente verdade.

Numa relação homossexual que "funciona" — a definição de "funciona" refere-se a uma relação baseada em amor e atração natural, não em processos psicológicos neuróticos, ou anulações —, é óbvio que as energias masculina e feminina interagem. Não se trata exclusivamente de energia masculina numa relação homossexual masculina, nem de energia feminina numa relação homossexual feminina.

Quando não intuímos ou percebemos que a energia masculina e feminina é a natureza essencial da integração entre todas as forças do universo (não só entre homens e mulheres), o sexo se torna a relação mais expressiva da interação de energias. Não importa se é uma relação homo ou heterossexual. Isso é óbvio numa boa parte de comunidades homossexuais nas quais existam fortes manifestações femininas em alguns homens, e fortes manifestações masculinas em algumas mulheres. Não é uma tentativa dos homens de ser mulheres, nem das mulheres de ser homens, mas uma expressão da interação entre as forças masculina e feminina.

Certa vez, um amigo meu que é professor fez uma experiência. Convidou uma atriz para maquiar todos os homens da comunidade para parecerem mulheres, e depois pediu a eles que agissem como mulheres em uma tarde inteira. As mulheres da comunidade tinham de observar os homens, mas sem fazer nenhum esforço para interagir com eles ou se impor a eles.

A princípio, os homens não ficaram à vontade e, para lidar com o desconforto, eles exageraram as atitudes das mulheres. Eles aumentavam a voz e começavam a gesticular como imaginavam que as mulheres faziam — como lhes parecia. Mas um pouco depois aquilo ficou dissonante e eles pararam com a mímica, para começar a agir "normalmente" — da maneira que sempre agiam, mas agora maquiados e vestidos como mulheres. Quando relaxaram e permitiram que o exercício seguisse o seu curso normal, eles começaram a se sentir de fato um verdadeiro grupo de mulheres.

Nesse momento, o professor pediu que eles retirassem a maquiagem e voltassem a vestir as próprias roupas e parassem com o exercício. (Porém, àquela altura, eles não queriam parar!)

Em seguida, as mulheres disseram que, no começo, os homens pareciam caricaturas bizarras. Entretanto, quando pararam de tentar representar, para as mulheres esses "homens" eram apenas um outro grupo de mulheres e elas (as mulheres) poderiam facilmente ficar no meio deles (os homens) como se fossem "todas nós, mulheres..." Alguns homens tinham até barba ou bigode, mas isso não fazia a menor diferença.

A alquimia do amor e do sexo 221

Quando os homens descreveram a sua experiência, o fizeram com um ar de surpresa porque perceberam algo muito primitivo e essencial — algo até mesmo transformador.

Um dos aspectos do desenvolvimento da espiritualidade é reconhecer qual é a sua característica natural, de nascença, e não precisar dramatizar, exagerar, favorecer ou suprimir isso.

Se uma pessoa tem uma porção feminina fraca e uma essência masculina mais forte, ou um masculino fraco e uma essência feminina mais forte, ela costuma buscar equilíbrio, não fortalecendo o lado fraco, mas reduzindo o lado forte ou desenvolvendo hábitos que aparentam força na área fraca. Isso pode criar a ilusão de equilíbrio — a mente diz: "Tudo bem, agora estou em equilíbrio, já fiz esse trabalho difícil." Mas, na verdade, as coisas continuam exatamente as mesmas de antes.

A resposta para esse dilema é muito simples. Um masculino fraco ficará equilibrado pelo fortalecimento do masculino. Às vezes, todavia, a personalidade se desenvolveu de um jeito muito masculino, como a compensação do corpo para a essência masculina fraca. Depois, a pessoa terá de trabalhar muito para lidar com a persistência desses hábitos. O "ato" das manifestações masculinas não permite que uma pessoa perceba o quanto tal masculinidade é vazia e inconsistente. Contudo, se uma pessoa fortalecer a essência masculina, a personalidade vai se ajustar à medida que o corpo adquirir equilíbrio. E como o corpo sabe por intuição o que é um equilíbrio saudável, a pessoa não terá de fazer nada a respeito.

(Se você um dia tentou mudar a sua personalidade, ainda que só um pouquinho, sabe como isso é extremamente difícil. Você precisa de uma tremenda força de vontade até para parecer que está diferente, quanto mais para alcançar uma mudança duradoura. Mas você não está de fato diferente só porque está agindo diferente.)

Da mesma forma, se sua essência masculina é superdesenvolvida e seu feminino é fraco, você não tenta destrinchar alguma parte do masculino. Você fortalece a essência feminina.

Algumas pessoas entendem que a feminilidade é "receptiva" e a masculinidade é "ativa". Essa opinião é muito simplista e pouco precisa. Ela cobre uma faceta de todo o quadro, mas não a essência masculina e feminina. Se alguém quer a energia masculina/feminina equilibrada no corpo, deve ir direto à essência masculina ou feminina, que é bem diferente das atitudes superficiais.

Na dicotomia da essência macho-fêmea, Shiva é puro conhecimento, ou seja, o Contexto, enquanto Shakti é o conteúdo — manifestação, forma e energia. Shiva é o todo imanifesto, e a Shakti é tudo o mais — tudo que é sensual, vivo, móvel, manifestado. Assim, um feminino fraco pode estar relacionado a um elemento (em todo corpo de ingredientes psicológicos/emocionais/físicos) que tenha dificuldade de agir, fazer ou se manifestar. Shiva é do tipo silencioso e forte, não o guerreiro. Diana, Athena ou Shakti são as guerreiras. Logo, você fortalece o feminino com a ação... obviamente do modo adequado, e não apenas fazendo o maior estardalhaço.

A energia masculina não fala, ela *é*. A energia feminina age: fala; está viva, é agressiva e poderosa. A energia masculina apenas se irradia com base na sabedoria, não no sucesso ou na beleza. Você pode fortalecer o masculino fraco a partir do puro conhecimento — conhecendo, descobrindo a sabedoria. Se você é inseguro, se imagina não saber nada, é possível fortalecer um masculino fraco se encontrar aquele seu espaço interior que sabe e reconhece o masculino e o assume. Sempre que perceber esta tendência, questione imediatamente, principalmente em relação a essa insegurança.

Fortalecer o feminino é usar a sua energia de um modo bastante produtivo, não desperdiçá-la e reforçar a fraqueza. Isso

A alquimia do amor e do sexo

não quer dizer que você não possa sair para dar uma volta, ou sentar na praça e observar as pessoas, mas esse seria um meio de alimentar o trabalho espiritual, a busca pela essência, e não uma anulação do ser profundo. Uma maneira bem prática de fortalecer o feminino por meio de uma boa atividade positiva é nunca deixar um projeto inacabado; outra maneira é pela conservação de energia no uso da fala.

Em resumo, caso o masculino seja muito fraco, não se preocupe se o feminino é forte demais ou não. Fortaleça o masculino. Se o masculino é forte demais, não dê nenhuma atenção a isso; fortaleça o feminino.

SEGREDO 47

Além do masculino e do feminino

Precisamos ser um pouco flexíveis. O ideal é ser masculino ou feminino conforme a situação exija, mas pouquíssimas pessoas são flexíveis o bastante para serem masculinas ou femininas, dependendo da necessidade da situação. Na verdade, algumas pessoas ficam apavoradas. A maioria dos homens se concentra em tentar ser masculinos e, mesmo quando a situação obriga, conseguem expor o feminino e vice-versa, isto é, a maioria das mulheres tentam ser femininas e também não conseguem, mesmo quando a situação pede, ser masculinas.

No ato sexual, o homem pode ser masculino ou feminino e a mulher pode ser feminina e masculina. Quando você vivencia o sexo com uma idéia de que pode ser Homem ou Mulher, pode esquecer qual deles é. Você pode ser somente o fato que está acontecendo, a interação das energias instintivas. Nesse ponto, o orgasmo se torna uma proposta perdida, um sufocador de energia. Esqueça o orgasmo; o que você está fazendo é melhor. Caso esteja profundamente mergulhado na interação da energia, esquece se é um homem ou uma mulher e quem está fazendo o quê. Você simplesmente está inserido no contexto. E estar "dentro" excede em muito o prazer momentâneo do orgasmo, e você continua a partir dali. E o deleite transcende o fato de que "Isto é melhor". O êxtase engloba a dualidade do acasalamento.

PARTE V

Tantra: Conceitos avançados

A partir de um extenso tratamento do sistema de chakras/centros de energia como base para entender a energia sexual no processo do desenvolvimento humano, o autor prossegue e chama a atenção do leitor mais desatento para os perigos do caminho tântrico, além de enriquecer o conceito de Tornar-se Mulher, com a apresentação do sublime princípio de Adoração à Mulher.

SEGREDO 48

Os chakras e os centros[1]

Na filosofia yogue, o primeiro chakra é o períneo; o segundo é o genital (o centro sexual); o terceiro é o plexo solar; o quarto, o coração; o quinto, o chakra da garganta (a glândula tireóide); o sexto é o terceiro olho (no centro da testa); e o sétimo, o chakra da coroa, no topo da cabeça.

Em geral, na filosofia yogue, o chakra da garganta está associado ao intelecto; o chakra do coração, à emoção; e o plexo solar, ao poder. E esses são os três chakras literalmente associados aos três centros descritos no Quarto Caminho ou trabalho de Gurdjieff — o centro intelectual, o centro emocional e o centro motor. No trabalho de Gurdjieff, estão descritos, na verdade, seis centros, porque cada um dos três centros mencionados tem um aspecto inferior e um aspecto superior.

Orage, um eminente discípulo de Gurdjieff, elaborou um diagrama desses seis centros e os associou aos chakras, como se segue: 1 — centro motor inferior (primeiro chakra), 2 — centro emocional inferior (terceiro chakra), 3 — centro intelectual inferior (quinto chakra), 4 — centro intelectual superior (sexto chakra), 5 — centro emocional superior (quarto chakra), e o sexto e último centro, o centro motor superior (segundo chakra).

---

[1] Este comentário baseia-se no capítulo "Ativação dos Centros", do *The Gospel According to Orage*.

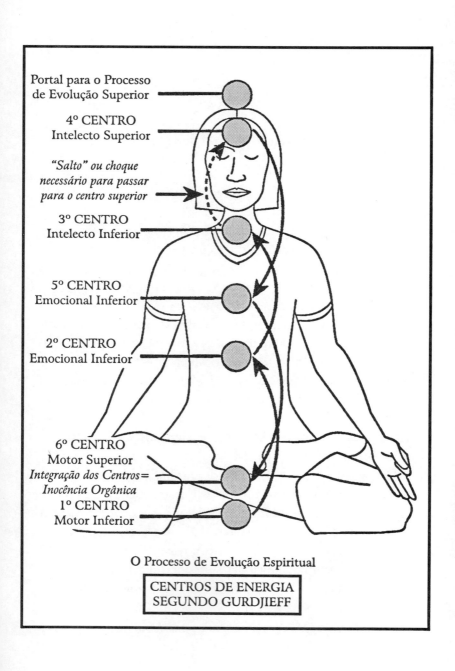

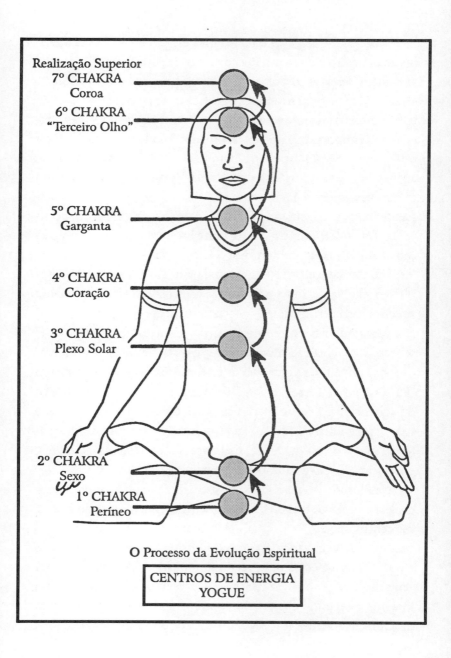

Orage disse que a evolução de uma pessoa se dá de forma direta, linear, de centro para centro (e não de chakra para chakra). Portanto, se alguém deseja incorporar a Obra, e o primeiro centro não está ativado, não interessa se os outros centros estão ativados — você não tem o embasamento necessário. Sem o embasamento necessário, então não importa que tipo de fenômeno se pode criar arbitrária ou acidentalmente, porque ele não tem nenhum valor para a Obra. É apenas um fenômeno. (Em círculos da "Nova Era", você encontra muitas pessoas extremamente mediúnicas, clarividentes — e totalmente bizarras. Algumas delas não conseguem entabular uma conversa. Na Índia, muitos yoguis também apresentam fenômenos sobrenaturais, mas nenhum processo coerente em suas vidas.)

Um dos conceitos do trabalho de Gurdjieff integra por completo o seu Ser — integrar todos os centros. Em termos de Obra superior, isso permite que você seja consistente e traga integridade aos votos que faz, entre outras coisas. É literalmente impossível ser responsável em termos da Obra se o seu Ser não está integrado. Você pode fazer votos e assumir compromissos a partir de um "eu" que é fiel a isso; depois, surge um outro "eu" e sua forma de agir fica totalmente mecânica. Você quebra o seu voto e não tem sequer uma escolha. A falta de integração passa a governá-lo. Se não existe integração, os conceitos de responsabilidade e obrigação da Obra são apenas princípios acadêmicos.

Na filosofia yogue, a idéia consiste em atuar a partir do quarto chakra e negar os três de baixo, principalmente o segundo chakra ou centro sexual — o qual em muitas yogas é considerado o causador de problemas. É o chakra que está associado ao desejo e a todos os aspectos de nível "inferior". Mas no esquema apresentado, Orage mostra que, se não tivermos maturidade para integrar o segundo chakra, é impossível atingir todo o potencial da Obra. Na verdade, o segundo chakra é a chave final.

A alquimia do amor e do sexo 231

Vou partir da perspectiva de se falar sobre os centros. O primeiro centro é o centro motor básico e está associado ao períneo, ou à morada da *kundalini*[2] no corpo. Está associado ao ato de defecar, ao medo, a conseguir se manter vivo em termos puramente instintivos. Como resultado, por exemplo, em qualquer tipo de arte que envolva movimento — como a dança e as artes marciais — aquele que usar o instinto levará a melhor.

O centro emocional está associado ao plexo solar, não ao coração. Temos a tendência de associar as emoções ao coração. "Estou com o coração partido... Meu coração dói... Meu coração está exultante de alegria..." Sempre associamos o coração aos sentimentos, devido à linguagem cultural. No entanto, na verdade, o que "parte o coração" é a falsa emoção ou a emoção inferior associada ao coração, pois isso torna o coração impotente. Ele perpassa o coração, corta-o, evita-o. O sentimento inferior ocorre no plexo solar.

O centro intelectual costuma estar associado à cabeça, porque lá está o cérebro, e sempre acreditamos que o pensamento acontece no cérebro. Na verdade, a glândula tireóide, ou o quinto chakra, é o local do centro intelectual inferior. É onde o ego reside no nível primata.

Para ativar os centros superiores, é necessário um choque. Ir do centro um... ao dois... ao três pode ocorrer de maneira energética por meio de práticas muito básicas e do simples amadurecimento, mas você não pode ir do centro três ao quatro pelo simples amadurecimento. É preciso um choque para fazer com que os centros superiores funcionem.

---

[2]Kundalini — energia poderosa que reside na base da espinha. A kundalini pode subir de modo espontâneo pela espinha para dentro dos outros chakras ou centros, ou mais provavelmente quando algumas práticas específicas (principalmente o uso das técnicas de respiração) forem aplicadas.

232 LEE LOZOWICK

Mas o choque pode ser intencional e dado pelo próprio mestre, como Gurdjieff fez, ou concedido pela Graça[3] de um verdadeiro mestre, ou pode acontecer por mero acaso. A doença física, a perda de um ente querido, o nascimento de uma criança, um trauma emocional, muitas coisas seriam capazes de causar o tipo de energia explosiva necessária. Mas, em primeiro lugar, antes que a energia explosiva aconteça, o corpo precisa estar num estado receptivo à mudança de energia. Se o corpo estiver num estado de muita tensão e a explosão acontecer, ele se parte. Em vez de ocorrer a transformação ou a alquimia, o corpo simplesmente se despedaça. Essa é a razão pela qual é tão importante saber o que você está fazendo quando provoca um choque intencional, como Gurdieff fez. Se você provocar o choque no momento errado, acaba estragando aquilo que queria submeter a choque. Você o danifica, em vez de dar a ele o estímulo necessário. É como colocar combustível de foguete num carro: ele iria explodir, e não correr mais; afinal, você precisa de um tipo especial de motor para funcionar com um combustível de foguete.

Para integrar a Obra em sua vida, o primeiro centro que precisa ser ativado como a plataforma básica, de onde os outros centros superiores podem naturalmente evoluir sem distorções, é o centro intelectual superior. Temos a tendência a considerar o centro intelectual superior como algo do tipo "extra". Seria ótimo se fosse assim, mas o que realmente queremos é chegar ao emocional superior. O centro emocional superior parece uma pluma — tem a ver com poesia, sentimentos verdadeiros, compaixão etc. O centro emocional superior está associado ao coração, mas, na verdade, é só o processo interme-

---

[3]Graça — a Ajuda pessoal que o guia espiritual ou mestre coloca à disposição pela da Influência Divina.

A alquimia do amor e do sexo

diário dentro desse desenvolvimento evolucionário, transformacional e alquímico dos centros superiores.

O centro mais elevado é o centro motor superior, que está associado à Inocência Orgânica. Dentro deste centro, você simplesmente se movimenta em relação ao estímulo, conforme outorgado por, ou sob o poder da Vontade de Deus. Tudo é evidente. Se os centros forem desenvolvidos por ordem (chakras um, três, cinco, seis, quatro e dois) e integradamente, a revelação final é a maturidade do centro motor superior — e não do centro emocional superior. O centro emocional superior é desenvolvido ao longo do caminho, fora do processo transformacional traçado pelo ser humano.

A terminologia do Quarto Caminho diria que o sétimo centro, até agora não mencionado, é onde você começa a viver com a alma. O sétimo centro é o portal para a alma, mas você não chega a ele sem esse prévio processo evolutivo.

Em geral, na yoga, a idéia é elevar a *kundalini* de forma linear, através dos sete chakras, até que ela abra a coroa, o *sahasrar*, e você se transforma na luz e irradia luz. Porém, se você passar pelos centros sem ir na ordem certa, ou seja, pulando os chakras, pode ser que não consiga voltar a eles. Assim como a força da vida, ou *kundalini*, se movimenta pelos chakras, os *kryias* (movimentos involuntários do corpo) são o resultado da passagem pelos bloqueios. Se atravessar os bloqueios de um jeito errado, você rompe os chakras e não consegue voltar a eles quando necessitar.

A intensidade do fenômeno ocorrido nos centros quatro, cinco e seis, e a monotonia do fenômeno nos centros um, dois e três têm sido a força motivadora de muitos sistemas conhecidos que utilizam o modelo yogue como base. Esse modelo é um exemplo da busca pela experiência, porque a experiência nos níveis superiores é muito excitante e a dos níveis inferiores é muito simples.

234 LEE LOZOWICK

Minha experiência (sem nunca ter tido a intenção de levar a energia ao seu nível óbvio) reforçou a necessidade de permitir à *shakti* ou *kundalini* cumprir o seu papel, de maneira que o Contexto da Influência Divina, o qual não é contexto da yoga tradicional, defina todos os acontecimentos em nossas vidas.

Se a Influência Divina define em contexto como a *shakti* se movimenta, ela se movimentará pulando os chakras (como no diagrama de Orage), e não em sentido linear (como no diagrama da yoga tradicional). Se a *kundalini* fosse acionada espontaneamente e se não houvesse nenhum controle dela, ela tenderia, por si só, a movimentar-se através desses centros, mas jamais para danificá-los. Ela se movimentaria com muita graça e desenvoltura, sem danificar nada. O importante é que ela não seja manipulada. Por exemplo, é surpreendente quando a devoção surge espontaneamente, mas pode causar reações realmente prejudiciais ao organismo, se forçada. As pessoas podem se atirar em atos de devoção frenéticos e acabar estragando a possibilidade de um amadurecimento real no centro emocional.

No modelo yogue, a *kundalini* quer um movimento ascendente, chakra por chakra. Em geral, quando você começa a orar com sinceridade, quando pensa que está meditando e fazendo um trabalho espiritual, na verdade está sentindo mesmo é uma tremenda energia sexual — às vezes até um desejo sexual assustador. A energia biológica quer que *kundalini* se movimente para cima; quer que ela se espalhe através do segundo chakra ou centro sexual. Contudo, ela deixa as pessoas assexuadas quando se espalha pelo segundo chakra. As pessoas se movimentam pelos centros superiores e podem aparentar estar muito serenas, muito gentis e agradáveis, mas sem paixão. Elas estão "mortas"!

Agora, ao sair do intelecto inferior (quinto chakra) para o intelecto superior (sexto chakra), então a história muda completa-

A alquimia do amor e do sexo   235

mente. Mais uma vez, você precisa de choque para chegar lá (ao sexto chakra). E, uma vez lá, você desce, ou seja, volta para baixo e ascende aos centros emocional superior (quarto chakra) e motor superior (segundo chakra).

O ideal seria que o deslocamento do centro um para o centro dois, e deste para o centro três, constituísse o processo de desenvolvimento de um ser humano jovem, mas nós não desenvolvemos os centros por ordem. Ao contrário, a nossa biologia primata desenvolve organicamente os chakras como no sistema yogue, e assim toca os centros fora de ordem.

O primeiro estágio da vida (do nascimento até os 7 anos) é o estágio motor. No segundo estágio da vida (dos 7 aos 14 anos), desenvolvemos o lado emocional. Entretanto, em nossa cultura, nesse segundo estágio somos treinados a nos concentrar no discernimento e no intelecto. Em vez disso, dos 7 aos 14 anos são trabalhadas todas as nossas qualidades relacionais: a hospitalidade, a capacidade de servir, a compaixão etc. Em seguida, dos 14 aos 21 anos, o treinamento deveria dar especial prioridade ao discernimento e a algum tipo de pensamento analítico — basicamente o que é ensinado nas aulas de filosofia das universidades.

Como os adultos quase sempre ficam paralisados no segundo chakra/centro sexual, as crianças começam a ver e a sentir a obsessão sexual dos adultos à sua volta. Elas começam, desde cedo, a desenvolver ou intensificar a atenção naquele centro.

Normalmente, as crianças costumam apenas brincar entre elas de modo muito inocente. As meninas brincam entre si porque acham que podem colocar os dedos lá dentro, enquanto os meninos brincam entre si porque aquilo pode esticar. As crianças fazem isso como uma investigação natural do corpo. Quando os adultos observam esse comportamento, e tomam alguma atitude em relação a isso, a criança se ressente e fica estagnada naquele ponto porque ela não entende a severidade, a fascinação e a confusão do adulto em relação à sexualidade.

Na maior parte das vezes, os três primeiros centros brigam entre si pelo controle. O centro emocional briga com o centro intelectual ou o centro motor. O primeiro passo para ir além dessa guerra é ativar o intelectual superior, pois isso harmoniza o centro intelectual. Quando você ativa o centro intelectual superior, ele combina com o centro intelectual inferior; depois, o emocional superior combina com o emocional inferior; e, finalmente, o motor superior combina com o motor inferior. E você ainda acaba com três centros, mas sem conflito, sem briga.

Ativar o centro intelectual superior é como estimular "o observador". Por exemplo, mesmo quando se sente incapacitado e fora de controle, você ainda pode ter consciência sobre si mesmo.

Para o ser humano atingir o seu potencial evolutivo em vida, é necessário que haja a ativação e o amadurecimento dos centros intelectual superior, emocional superior e motor superior. A prática de respiração e o uso da energia sexual dos menestréis são fundamentais nesse processo. Sem uma análise mais elevada, ou uma análise tântrica da energia sexual e de o que ela significa, não pode haver nenhuma integração do centro motor superior. Se não existe nenhuma integração do centro motor, não existe a realização do organismo como um todo alquímico. O único meio de o centro motor superior amadurecer é com o uso da energia sexual, em virtude de estar associada ao chakra sexual. Não há como evitar a energia sexual (que não significa sexo, mas sim energia sexual). Não há como evitar a energia sexual se considerarmos a possibilidade de realizar a Obra durante uma vida. É impossível.

A alquimia do amor e do sexo 237

Todavia, existem pessoas que utilizaram a energia sexual sem sexo. Acho que podemos acreditar nas histórias sobre o trabalho de Nityananda[4] com as suas devotas. Ele usava a energia sexual sem nenhuma relação com o sexo. Isso é o mais difícil, é claro. Ou então, pode ser que não. Pode ser o mais fácil. Uma pessoa só tem noção do significado dessa etapa final até que se consiga a integração dos centros intelectual inferior e superior e a integração dos centros emocional inferior e superior.

O centro motor superior e o uso adequado da energia sexual são os últimos elementos a serem trabalhados — isso é algo muito importante para nós, tantrikas aspirantes, termos em mente. Não existe nada como o tantra, sem o intelecto superior e o emocional superior. Só se chega à sexualidade tântrica depois de manifestar a compaixão. Você pode forçar essas questões, que é como muitas práticas tântricas fazem. No budismo tibetano, porém, não é possível realizar nenhuma das práticas tântricas sem antes passar por toda a série de práticas de todos os outros centros. As práticas tântricas nunca são colocadas fora de contexto. No ocidente, elas são colocadas fora de contexto, como a elevação da kundalini. Você faz determinados exercícios tântricos antes da integração, e no final acaba arruinando o centro sexual de todas as suas possibilidades. Você interrompe a engrenagem.

O centro emocional superior se caracteriza pela verdadeira emoção. E a emoção verdadeira não se caracteriza pela auto-identificação. Bem, todo mundo tem sentimentos de solidariedade, mas há uma diferença entre sentimentos de solidariedade e a emoção verdadeira. A emoção verdadeira é sentir a dor do outro. A solidariedade é compadecer-se dos outros. Por exemplo, alguém vivencia uma tragédia, e é como se tivesse acontecido com você.

---

[4]Nityananda — famoso santo e mestre espiritual hindu do século XX.

238 LEE LOZOWICK

Isso é auto-identificação. Você exclama — Meu Deus, que situação terrível! porque seria terrível se acontecesse com você. Você se identifica com a situação. Na emoção verdadeira a situação *está* acontecendo com você.

Se uma pessoa amadureceu no centro emocional superior mas não teve discernimento, ela não poderia simplesmente dar as costas ou pegar o jornal sem ser abatida pela emocionalidade. Portanto, outra razão pela qual você deve ter o centro intelectual superior funcionando é porque ele envolve o discernimento. Ele o torna capaz de sentir sem ficar totalmente oprimido ou debilitado pelo sentimento.

O centro sexual às vezes também é chamado de centro do poder. Quando se desenvolve o centro do poder sem o intelecto superior e sem o emocional superior, o produto disso é um maníaco. Basta observar as pessoas que têm um poder violento: em geral são pessoas sexualmente frustradas.

Imagine o que acontece quando as pessoas, no mínimo, confundem todas as suas emoções com sentimentos elevados. Por exemplo, em muitos grupos espirituais, existem homens que assumem — como eles têm uma certa característica emocional por natureza, e estão sempre expressando seus sentimentos — ser desenvolvidos no centro emocional superior, quando de fato não são. Como a próxima forma óbvia de desenvolvimento após o centro emocional superior é o centro motor superior, que está associado ao sexo, esses homens saem por aí agindo como "mestres tântricos" com muitas mulheres.

Todas as emoções anormais são conseqüências de pensamentos errôneos. Então, o centro intelectual superior é a chave — não só porque ele é a base dos centros superiores, mas também porque se opõe às ilusões da guerra entre "eus".

O intelectual superior tem discernimento, e o discernimento

A *alquimia do amor e do sexo* 239

dá a você uma visão geral ou uma perspectiva da Obra. Uma vez ativado o centro intelectual superior, você nunca mais se esquece de fazer uso do Questionamento; ele surgirá de um jeito espontâneo nas horas apropriadas. O Questionamento é o caminho óbvio de dar uma perspectiva aos três centros inferiores.

Nossa primeira tarefa é estabelecer "voto majoritário" nos centros emocional, intelectual e motor, e ativar o centro intelectual superior; a partir daí, devemos prosseguir enquanto os três centros inferiores se estabelecem na verdadeira relação uns com os outros. Quando esses três centros conseguem realizar sua função essencial sem interferência dos outros, tem-se o voto majoritário. Se você tiver 51 por cento dos votos, eles efetivamente impedem a interferência dos outros centros, ainda que haja interferência dos 49 por cento restantes.

Quanto mais tempo alguém trabalha em uma Escola[5], mais terá fenômenos associados aos centros superiores. (Embora todos esses fenômenos possam aparecer para indivíduos que nunca ouviram falar em trabalho espiritual, alguém nem sequer começaria um processo da verdadeira Obra antes de estar associado a uma Escola e a um verdadeiro Mestre.) Os centros começam a ser tocados em um determinado sentido. Um estudante começará a experimentar aleatoriamente a ativação do centro emocional superior, mas isso não significa que a integração aconteceu. A coisa mais importante a se reconhecer é que a integração é o amadurecimento do processo alquímico — não apenas a abertura ou a experiência de um dos centros.

O centro motor superior é o que anima um ser organicamente inocente. Quando isso acontece, não significa que você é per-

---

[5]Escola — neste livro, o termo Escola, com "e" maiúsculo, refere-se a um grupo ou comunidade sob a orientação de um líder ou mestre espiritual.

feitamente saudável, mas, sim, que estará pronto quando a Obra o exigir — a sua reação é puramente instintiva. Normalmente, não estamos disponíveis quando a Obra precisa de nós, pois temos questionamentos do centro inferior: "E isso? E aquilo? E a família? E a saúde?" São milhões de questionamentos: "E a alimentação: preciso tomar vitaminas?" Por essas razões, precisamos de uma *Mente não-Conclusiva*. Se funcionarmos a partir da posição de uma *Mente não-Conclusiva*, isso não significa que não vamos ter grandes tristezas na vida, mas vamos pular primeiro e perguntar depois. Em algumas ocasiões, as perguntas vão nos chatear bastante e infernizar a vida. Mas a questão é: uma vida infeliz alinhada com a Obra é simplesmente Verdadeira, e uma vida desalinhada com a Obra não é, porque você está sempre levando em conta o custo da ação.

Ou você está morto ou está Vivo. Se estiver Vivo, a Obra define a sua vida sem importar quanta dor possa causar. Se estiver morto, você mede a dor.

A meditação trabalha com o sentimento, o estudo trabalha com o pensamento, e o exercício lida com o movimento. Essa é uma definição livre da relação entre as práticas espirituais dessa Escola e os centros. No que tange à prática da respiração, inicialmente ela tem a ver com a respiração profunda, como a de um bebê, livre de contrações. A respiração está relacionada ao centro emocional. Quando você é emocional, as pessoas falam: "Respire fundo." E o que acontece logo depois que você respira fundo? Os "sentimentos" que não são sentimentos vão embora. Se você respira profundamente, só pode sentir o verdadeiro; não pode sentir o que não é um sentimento verdadeiro. Uma vez ativado o centro intelectual superior, a respiração é responsável por abrir o coração, e o exercício, por trazer o fluxo de energia para

A alquimia do amor e do sexo 241

um ponto em que o uso da energia sexual pode ser transformador — o mordente[6] alquímico final para a integração dos centros.

Logo, todas as práticas espirituais recomendadas aos alunos dessa Escola têm os seus componentes básicos e depois os seus componentes superiores. Por exemplo, ao praticar conscientemente o Tai Chi ou qualquer outra arte marcial, é possível chegar a um ponto em que começa a sentir a energia "movimentando você", e não "você movimentando a energia". Da mesma maneira, a chave para a transformação efetiva da energia sexual é deixar a energia movimentar você, em vez de você movimentar a energia.

Mesmo que todos os seus centros estejam integrados, você tem de elevar a energia a um certo nível para ser capaz de ativar especificamente o uso correto da sexualidade. Quando estiver trabalhando a partir da posição da Inocência Orgânica, você só funciona dessa forma dentro de um contexto. Mesmo assim, isso não significa que o sexo sempre será uma coisa do outro mundo. Ainda é preciso aplicar algum mecanismo para chegar ao nível em que o sexo em si esteja "dando algum resultado". Os centros inferiores devem ser aquecidos. Você não pula simplesmente para um centro emocional superior na mesma hora. Não entra numa sala, olha para o seu parceiro, e de repente está submerso no emocional superior. Primeiro, crie um clima; para isso, basta um comportamento simples, básico, prático. Você se aproxima e diz: "Oi, amor, tudo bem? Como foi o seu dia? O que temos para o jantar? Hum, que ótimo, eu adoro isso." Você estabelece o momento certo. O modo mais rápido de destruir esse momento é chegar em casa, olhar para a mulher com um ar de reprovação e dizer:

---

[6]Mordente — substância usada na tintura para fixar a matéria corante. Em termos da alquimia, o termo se aplica à substância ou força ou influência que permite a realização de qualquer processo de transformação.

"Você cortou o cabelo hoje?" Imediatamente, está criada uma guerra de "eus": a sua mulher quer responder: "Sim, amor", sem reagir, mas um outro "eu" está dizendo: "Que imbecil. Ele nunca me elogia. Aliás, faz anos que ele não me faz nenhum elogio. Babaca." Enquanto isso, o centro motor está dizendo: "Você não o viu durante o dia todo. Vá lá e lhe dê um abraço. Diga oi e o convide para se sentar um pouco." Eis aí um tremendo conflito. E o centro intelectual imediatamente extrai toda a psicologia: "É assim que ele é. Ele ainda é um garotinho..." Tem-se, então, uma guerra de centros.

Você esquenta as turbinas ao evitar uma guerra de centros e ao manter os centros inferiores integrados — sendo apenas um ser humano normal, relacional.

SEGREDO 49

Tantra, um caminho perigoso

A prática tradicional do tantra significa essencialmente encontrar e passar pelos elementos do submundo[7], convertendo-os, em vez de tentar fugir deles ou ignorá-los, como um caminho para a realização. Precisamos do medo, dos desejos, das doenças, da mesquinharia, da possessividade e de todas as qualidades negativas da vida que todos nós possuímos em algum nível. E só vamos transformá-las se trabalharmos com elas. Mesmo que não precisemos delas, elas são parte integrante de nós e devem ser reconhecidas. Mas *realmente* precisamos delas. Elas ajudam a formar quem somos no mundo superior. Sem elas, não seríamos humanos e, como resultado, não teríamos a Possibilidade Divina e a oportunidade Divina que a existência humana é. Trabalhar *com* essas forças, e não apesar delas, é que as transforma. Isso é o que o tantra é, em essência.

As diversas escolas tântricas usam elementos diferentes em suas práticas — sexo, álcool, tabaco e outras coisas. No entanto, elas são as mesmas no foco sobre a transformação das substâncias, ou seja, alquimia, no verdadeiro sentido da palavra.

---

[7]Submundo — Na visão xamânica, o submundo é o domínio do demônio, a morada das forças negativas da vida, da dor, do sofrimento, da escuridão. O submundo, porém, deve ser superado para se chegar ao mundo superior, o domínio dos deuses e espíritos.

Somente a elevação — o fundir-se na luz como uma tentativa de evitar a passagem pelo submundo — não é o caminho do tantra. No trabalho tântrico não se pode relaxar. O tantrika tem de ficar atento, com os olhos abertos. O estado de alerta deve ser constante, porque são muitos os perigos.

No tantra, o trabalho principal se dá com o poder nuclear do sexo. Não é algo para se pegar e sair brincando por aí. Sabe como é? Passa uma mulher sensual, você olha e pensa: "Ela deve ser gostosa." E vai logo perguntando se ela quer companhia. Não se deve sair por aí brincando com essas coisas porque elas não são só transformadoras, são também perigosíssimas. Uma pessoa pode se tornar imortal ou pode ser destruída. Contudo, se você pode confiar em seu mestre ou fonte de ajuda, não precisa se preocupar com um pandemônio. Mesmo assim, eu sou muito cauteloso nesse domínio, e conservador em relação ao nono nível.

Muitos acadêmicos e alunos da prática tântrica dizem que uma pessoa nunca deveria iniciar um trabalho tântrico sem um mestre. As razões disso são que um mestre observará a prática, reconhecerá os sinais de maturidade e os sinais de ilusão, e agirá como um mecanismo de *feedback*. Espera-se, é claro, que um mestre tenha apreendido essa sabedoria pela própria experiência e Revelação. Existe também o elemento não-verbal de que, quando existe uma relação honesta e devota entre o discípulo e o mestre, este pode dar a força necessária para o processo transformador do discípulo. Sem esse ingrediente catalisador, ninguém se transforma de verdade. Ao contrário, as substâncias permanecem constantes (inalteradas), apenas mudam a aparência. Não obstante, evita-se falar no papel do mestre porque o caminho é muito perigoso e não se deve perceber a possibilidade de relaxar e flutuar sobre a influência do mestre ou ser carregado em suas costas. O discípulo precisa estar atento e manter os olhos abertos.

A alquimia do amor e do sexo

Segundo se costuma dizer, entrar no caminho do tantra é mais perigoso do que domar e montar um tigre — mais perigoso do que muitas coisas jamais ousadas por uma pessoa em sã consciência. É importante lembrar o objetivo deste trabalho, para não adotarmos uma postura sentimental ou confiante. É preciso estar atento, mesmo em meio à excitação intensa, à euforia, à distração e à fascinação, e não se deixar cair no sono ou na inconsciência. A ajuda e a Influência de um mestre ou guia perfeito são fundamentais.

É preciso compreender que o centro sexual é o ponto focal no corpo em transformação. Assim, se você está passando por uma alquimia, deverá ter um centro sexual bastante ardente, e precisa saber a diferença entre um centro sexual ardente e a luxúria. São coisas bem diferentes.

Se a energia sexual é canalizada em comunhão, o corpo fica brilhante, luminoso, atraente. A aura se torna viva e tentadora. A voz fica macia e carismática.

Nessas condições, você precisa saber quem é, ou então, meu bem, terá muitos problemas.

SEGREDO 50

O sexo e suas possibilidades transcendentais

Existem muitas técnicas no tantra convencional. Em um livro que li, o autor recomendava aos parceiros não se tocarem durante um mês. Na primeira semana, eles sentam em lados opostos da sala, vestidos, e só se olham (ah, é aquele velho olhar romântico e embaçado). Na segunda semana, eles se sentam bem em frente um ao outro, vestidos, e se olham nos olhos durante uma hora (provavelmente escondendo a luxúria por trás "do olhar contemplativo", é claro). Na terceira semana, eles tiram a roupa, se sentam e continuam a se olhar. E na quarta semana, eles se sentam sem roupa, encostam seus joelhos e se olham nos olhos durante uma hora (tomando muito cuidado para não dar olhadelas nos seios, no pênis, ou nos pêlos do corpo). Em seguida, estarão preparados para o verdadeiro tantra. Você pode imaginar que os livros realmente orientam os leitores a fazer isso?

Bem, no fim das quatro semanas, as pessoas pulam umas sobre as outras como loucas, e o que acontece são oitenta por cento de fantasia e vinte por cento de contato físico. É claro que elas passam uma noite maravilhosa! E quem não passaria depois de um mês de paixão reprimida? Sem dúvida alguma, a experiência será extremamente poderosa. Mas isso é uma fantasia, não tantra.

A alquimia do amor e do sexo 247

Outra abordagem utilizada por alguns autores em relação ao "tantra" é mostrar um monte de posições incríveis — de cabeça para baixo, de frente, de costas, com os dedos das mãos, com os dedos dos pés, com o nariz... Aqui também o tantra não tem nada a ver com a posição que você adota no sexo; a posição não faz a menor diferença.

Em geral, quando o homem faz sexo, todo o seu corpo é um nó de tensão. O abdômen fica contraído e os ombros se elevam, as mandíbulas se trancam e ele se agarra a alguma coisa — a mulher, a cama, o ar. Eles ficam atados. Não existe um relaxamento brando, uma alegria na beleza da comunhão sexual.

Anos atrás, um livro chamado ESO (*Extended Sexual Orgasm*)* ensinava muitas técnicas. Existem técnicas para se chegar a um estado de uma sensação prazerosa tão intensa que o orgasmo em si mal seria reconhecido. Entretanto, há uma diferença significativa entre esse estado físico quando é atingido por meios mecânicos, e o relaxamento nas possibilidades de verdadeira intimidade e comunhão.

Tão logo o livro foi lançado, as pessoas diziam: "Depois que li este livro, minha vida nunca mais foi a mesma!" Rapidamente, porém, as pessoas com um mínimo de sensibilidade perceberam que ainda sofriam tanto ou mais. A vida não melhorava ou ficava mais completa por causa de vinte minutos de picos orgásmicos. Às vezes, quando elas faziam sexo, esqueciam o sofrimento por algum tempo, mas em outros momentos eram as mesmas pessoas. Sem nenhuma mudança. Nenhuma transformação era evidente ou verdadeira. Elas só eram capazes de manipular o corpo com técnicas destinadas a atingir aquele estado fisiológico.

---

*Em português, Orgasmo Sexual Prolongado. (*N. da T.*)

248 LEE LOZOWICK

Se, por outro lado, uma pessoa entra naquele estado como um meio espontâneo de comunhão, aí surge uma possibilidade bem diferente. Na verdade, seria muito improvável que alguém nessa situação voltasse a ser a mesma pessoa outra vez. O sofrimento pode não se dissolver tão completamente a ponto de não haver na manhã seguinte a menor preocupação sobre qualquer outro tipo de problema. Mas se uma pessoa passou para esse estado de sensibilidade nervosa elevada como um resultado espontâneo da intensidade de sua *sadhana* dentro do relacionamento, então haveria uma diferença concreta.

O que estamos descrevendo aqui é uma experiência espontânea da essência[8] *versus* o treinamento da máquina[9] para produzir um determinado efeito.

Com o orgasmo genital normal, um liberador de estresse, o sistema nervoso vai pelo ralo abaixo. Tudo se vai com o orgasmo, não só o esperma. (A associação psicológica que se faz com a ejaculação é tremenda.) Vida, energia, *shakti*, atenção — tudo vai embora. A ejaculação não está aqui nem lá; não se trata disso, o importante é a atenção. Mas o homem explode e tudo se perde. Se fosse só a ejaculação e existisse uma característica diferente no corpo do homem, muitas outras coisas seriam possíveis. Outras sensações maiores estariam presentes.

A prática física do tantra pelos homens envolve a utilização, mas não necessariamente a restrita preservação do sêmen, em conjunto com a disposição própria da energia sexual e a *intenção*. A prática sutil do tantra envolve o uso correto da *atenção*, e o

---

[8]Essência — natureza intrínseca; usualmente se refere às qualidades fundamentais de uma pessoa, em contraste com o que se condicionou ou aprendeu como ego.
[9]A máquina — a "máquina biológica humana"; o aspecto programado, adormecido da consciência.

A *alquimia do amor e do sexo* 249

mesmo princípio se aplica às mulheres, é claro. As mulheres têm um fluido sexual que não é apenas um fluido lubrificante decorrente do ato. Na verdade, trata-se de um fluido seminal que não contém esperma, mas contém outras químicas similares às do homem. Por conseguinte, essa idéia se aplica a todos — homem e mulher, ou à vaca sagrada. (Como Ramana Maharshi disse que os animais também se iluminam, temos de aplicar as práticas do verdadeiro tantra às vacas — embora seja improvável os touros controlarem a ejaculação. Mas talvez as vacas possam extrair alguma ajuda dessa discussão.)

Quando a atividade sexual é regular, o homem produz muito sêmen e a mulher, muito fluido sexual. Quando se permite que esse fluido seja reabsorvido no corpo, em vez de expelido ou expulso, a química contida nesse fluido é compatível com a produção de certas áreas do cérebro — como a glândula pineal, por tradição associada ao "terceiro olho". Não sabemos tudo que essas glândulas podem fazer, mas temos um alto grau de evidência circunstancial sobre a estimulação dessas glândulas ser capaz de produzir visões místicas, revelações, criatividades elevadas etc. A utilização do sexo é uma forma de ativar as glândulas superiores.

Desde os tempos remotos, sabe-se que o ato sexual é literalmente um gerador, um catalisador. Muitos mestres espirituais e seus adeptos utilizaram o sexo como um método para estimular a comunhão com níveis superiores de consciência. Não é que eles usassem as mulheres como objetos ou os mestres do sexo feminino usassem os homens como objetos. Ao contrário, os mestres do sexo masculino usavam a comunicação do sexo com as mulheres em veneração. Para eles, o sexo não era simplesmente uma questão de manter a esposa feliz; o sexo era uma questão de usar o poder incrível disponível no sexo para gerar experiências conscientes superiores. Por um lado, eles estavam elevando a raça humana com o uso do sexo. Na cultura chinesa antiga e nas tradições hindus e budistas, são comuns as pinturas que mostram os deuses com suas consortes. No oriente, belas peças de arte eram desenhadas para celebrar a união sexual em seu estado transcendental. As pessoas não ficavam envergonhadas com isso: ao contrário, era algo comum, porque trabalhar nos níveis elevados era aceito e reconhecido.

O verdadeiro tantra não é uma questão de olhar nos olhos e gerar desejo até enlouquecer. Se você entender o verdadeiro tantra, pode pular e rodar como um pião que não faz a menor diferença. No verdadeiro tantra, a comunicação tem a ver com a compreensão da energia da mulher e da energia do homem; não tem a ver com a idéia de pombinhos apaixonados que vivem agarradinhos como se fossem uma só pessoa. As fantasias de unidade surgem desse tipo de prática tântrica, mas não constituem o verdadeiro tantra. O verdadeiro tantra baseia-se na compreensão já presente de que, para começar, você não está só. Não se trata de tentar criar um sentimento telepático de unidade. Isso acontece, com certeza, mas e daí? O que isso significa? Você passa o resto do dia perdido quando não está praticando o tantra. O verdadeiro tantra está relacionado à clara compreensão do homem, da mulher, da alquimia.

Basicamente, as mulheres poderiam ser descritas como receptivas, e os homens como agressivos. Prestem bastante atenção; trata-se de um mistério esotérico secreto: como as mulheres simbolizam a Shakti, a deusa, a forma, a atividade, o movimento, a energia, e os homens simbolizam Shiva, que é o Absoluto sem forma, simplesmente a consciência — a união de Shiva/Shakti envolve a ascensão para as mulheres e o declínio para os homens. Quando Shiva e Shakti se *fundem*, isso é a chamada união perfeita. Em seguida, os sexos desaparecem e fica somente o que surge

A *alquimia do amor e do sexo* 251

no campo da Realidade. Temos esse processo representado na relação simbólica e arquetípica do homem físico com a mulher física. A mulher ascende, de Shakti para Shiva, e o homem descende, de Shiva para Shakti. O homem se torna forma, e a mulher se torna sem forma. O ciclo de atividade que o tantra sexual envolve é descendente pelo homem e ascendente pela mulher. O orgasmo pode acontecer, mas o orgasmo não localizado, não ejaculatório, pelo homem mantém a sua energia conectada à mulher e não o afasta dela.

O tantra, quando bem ajustado, pode ser o catalisador da grande criatividade para as mentes mundanas comuns. Isso não quer dizer que embora não nos tornemos gênios, não deixemos de ser em essência. Trata-se simplesmente do fato de, em um certo nível, a química do nosso corpo não nos ter permitido abrir certos canais de expressão e criatividade. O tantra pode fazer isso, através da vitalização de certas glândulas superiores que não estão vitalizadas de outras maneiras.

Há pouco tempo li um livro de cartas de amor escritas pelo compositor Chopin, que era um gênio criativo no domínio das artes e provavelmente poderia ter sido um santo se quisesse. Nas cartas, ele expressava a sua paixão pela amante, e como gostaria de encontrá-la e transar sem parar. Mas dizia ele: "Quando estou com você e transamos o tempo todo, não consigo escrever sequer uma linha musical. E aqui, afastado de você..." (ele estava de férias) "... tenho escrito como um louco." (Estou modernizando a linguagem dele.) Em seguida, ele termina a carta: "Pro diabo com a música. Estou voltando. E daí se eu não conseguir escrever? O que é uma partitura em comparação a...?" Ele chamava a vagina de sua amante de Dbemol maior, porque a nota Dbemol no piano é uma tecla preta com uma chave branca de cada lado. Eles tinham esse pequeno código, e quando iam visitar o pai dele Chopin perguntava a ela: "E como vai a sua Dbemol maior?" Aí ela cantava uma pequena

252   LEE LOZOWICK

nota, e eles piscavam os olhos um para o outro, e as pessoas em volta tentavam adivinhar o que estava acontecendo entre eles.

O sexo transcendental não é parecido para todos os homens, ou mulheres. Para algumas mulheres, o sexo não-orgásmico só é totalmente transcendental se as circunstâncias forem adequadas e se o Amor estiver presente. Para outras, o sexo transcendental é algo que vem no fim de uma série de orgasmos e picos cada vez mais altos. Manter o orgasmo é o contexto, mas o conteúdo (as muitas formas) pode ser infinito na variedade e na característica.

O sexo pode levar as pessoas à margem da manifestação, à margem da criação. Normalmente, a única hora em que o homem se aproxima um pouco disso é quando a concepção acontece no intercurso e o homem sabe disso. Isso pode levar um homem à percepção do sexo como uma experiência transcendental, o que é difícil de acontecer, mas não impossível, se for algo bem rápido. Isso pode ocorrer se o homem não interromper a percepção que acompanha a concepção antes de ela passar para a sua conclusão lógica, a qual não é só: "Eu e ela criamos uma nova vida." Isso pode levar a uma percepção transcendental e impessoal sobre a própria criação, não sobre a criação de um bebê. Mas é assim que sempre acaba. Os homens ficam "arriados" por causa da comunhão que ocorre quando ela é percebida, mas eles não a deixam prosseguir. Isso não acontece de propósito, é claro. É bastante dramático para o Ego sentir que ele se duplicou. Mas a criação não tem a ver com o Ego, tem a ver com alimentar o Divino. Se um homem percebe isso, ele encontrou alguma coisa. Ele viverá este princípio o tempo todo.

Um relacionamento verdadeiro é uma experiência alquímica. Um relacionamento íntimo, mais cedo ou mais tarde, se torna uma experiência muito intensa porque existe uma alquimia

A alquimia do amor e do sexo 253

mútua se realmente estiverem conectados. Fazer alquimia significa transformar o ser biológica e organicamente (englobando os domínios denso e sutil). Na verdade, esse é apenas o primeiro estágio. Os estágios mais maduros têm a ver com a transmutação das substâncias. Num relacionamento, as pessoas transmutam umas às outras; elas literalmente alteram a estrutura um do outro.

Evidentemente, os membros de um casal não vão passar juntos "sobre a linha" da transformação. Isso é certo. As pessoas mudam em níveis diferentes, de diferentes modos. Quem passar primeiro "sobre a linha" da transformação jamais dirá "Eu te amo" com o mesmo sentimento de antes, jamais. É impossível. Quem passa pela linha adquire uma nova visão da realidade — uma perspectiva mais ampla, se desejar. Portanto, você tem de estar preparado para ouvir "Eu te amo" e entender que significa algo além daquilo possível de ser percebido naquele momento, mas sentir a verdade e a beleza daquilo e se entregar. O romantismo é extraordinário, valioso e maravilhoso em seu domínio, mas o domínio de "Eu te amo" no significado mais profundo do que é o amor não é o domínio do romantismo.

Gurdjieff falava em criar uma alma. Ele dizia que, até você criar uma alma para si mesmo, a Obra não tem nenhuma utilidade, ou pelo menos não tem mais nenhuma utilidade além de um curativo temporário — algo eliminado quando o corpo morre.

Estar numa relação sexual é, para cada pessoa, uma oportunidade direta e viável de criar uma alma. Essa é a razão pela qual você não deveria trepar com qualquer um que encontra na rua. Se transar com qualquer um, estará suplicando a Deus que comece a criar uma alma com essa outra pessoa como o ingrediente químico necessário para continuar o processo de construção.

Imagine o estrago causado se estiver envolvido em vários casos amorosos fortuitos, com "almas" sem nenhuma semelhança com você — são conexões cármicas que criam uma loucura de pedidos descomprometidos (ou sendo até mais contundente, de pedidos "comprometidos").

Assim você não está do lado de Deus! Toda vez que Deus recebe um pedido de criar uma alma, ele (estou me referindo a Deus como sendo um homem, pois ele é sempre tratado como "Ele". É uma simples convenção, então não fique irritado... (tem uma ereção, como uma Ereção Divina, pode-se dizer. E todos sabem como a paixão não-correspondida fica desconfortável e frustrada. Se estiver com um homem ou uma mulher ardente, você sabe como isso é frustrante e enlouquecedor. (Uma mulher fogosa é raro, é claro — os homens são muito fracos e covardes, e não têm nenhuma integridade. Na maioria das vezes, quando um homem paquera, ele está paquerando de verdade. Ele quer os seus trinta segundos de orgasmo.)

De qualquer feito, se uma pessoa brinca com os seus sentimentos, você não tem vontade nenhuma de continuar dando a ela o melhor de si. Deus é parecido. Quando existe uma união sincera, é como se estivesse criando algo. Trata-se de criar "para toda a eternidade". Toda vez que você tem relações sexuais com alguém, está sinalizando o Divino. Estou sendo específico, e não falando de um ser humano qualquer. Alguns seres humanos são como animais e isso não se aplica a animais. Muitos de vocês são conscientes o bastante para perceber que quando transam estão começando algo importante. Você manda um sinal para o universo. Se não é honesto em relação a isso, Deus fica bastante chateado e, depois de um tempo, o pedido, em vez de ser atendido, acaba virando aquela "mentirinha". E aí, Deus ouve o sinal e diz: "Ah, é ele de novo." Depois, mesmo quando quiser ser levado

A alquimia do amor e do sexo   255

a sério, Deus não o fará. Por isso é tão difícil para algumas pessoas que entram na vida espiritual ter um relacionamento sério. Elas tentam incessantemente, mas Deus não as ouve mais e nada acontece. E elas reclamam: "Puxa vida, estou com o Mestre espiritual. Por que meu relacionamento não é abençoado?" Por causa de sua história passada: sem alma, sem paz, sem satisfação.

Qualquer prática que envolva técnicas esotéricas elevadas só deveria ser utilizada ativamente quando a base já estivesse estabelecida. Se a personalidade de uma pessoa é profundamente negativa, depressiva ou pessimista, o tantra sexual não deve ser usado. O tantra sexual não é uma força curadora, e não foi criado para limpar a lata de lixo. Se uma pessoa tem relacionamentos positivos e de celebração, se ela celebra Deus na companhia de outros devotos, então está pronta para começar a estudar e investigar a prática do tantra. Mas se os seus relacionamentos estão sempre calcados em proteger territórios, ou calcados na inveja, no medo, na agressividade, pensar em praticar o tantra sexual é loucura porque o resultado será o atrito com qualquer tendência existente. Nesse caso, o tantra sexual irá expandir cem vezes esses relacionamentos negativos e você criará situações negativas, destrutivas e masoquistas ao extremo. Mas, da mesma forma, se seus relacionamentos são plenos e voltados para a celebração, e você "ama Deus", a prática do tantra sexual vai multiplicar isso, vai "criar atrito" com isso, em algum sentido. A prática do tantra sexual desencadeará energias, clareza, insights e revelações que não serão desencadeadas de outra maneira.

Atrito é atrito — pode ser positivo ou negativo. Um atrito pode criar uma pérola dentro de uma ostra, ou criar a destruição. Um dos dois acontece.

SEGREDO 51

É tudo a mesma coisa

Existe um ensinamento secreto (sobre sexualidade e espiritualidade) que está presente na essência desta Obra... e depois vem o ensinamento público. Vejamos, o ensinamento é o seguinte: Você pode ter um "pau fino" ou um "pau grosso", não importa a aparência do dito cujo, pois quando o conecta na tomada e "aumenta" a energia, o resultado é o mesmo.

A questão é que o corpo é o verdadeiro pau e o apêndice é apenas o plugue no fim do circuito. O sistema nervoso é o pau principal, e o sistema nervoso é o mesmo em todo ser humano, homem ou mulher. A aparência externa do pau não importa. Quando eu era o ajudante do time de futebol da escola, tive um grande choque. (Os jogadores costumavam nos chamar de "gerentes", mas o nosso trabalho era correr pelo campo nos intervalos e dar aos jogadores uma esponja para chuparem, e depois retirar a lama que se formava no suporte do calção para eles poderem correr melhor.) Durante o banho, após o jogo, eu ficava chocado de ver aqueles homenzarrões de quase dois metros de altura e cerca de 120 quilos com pênis tão pequenos em relação ao seu tamanho. Eu fiquei intrigado, quer dizer, eu praticamente caí na real.

Existe um ditado que diz: "Não julgue o livro pela capa." Não importa a aparência do pênis, porque, quando conectado ao cir-

A alquimia do amor e do sexo 257

cuito correto, o efeito é o mesmo. Quando um homem enfiar o pau no buraco certo terá a mesma sensação de um outro homem que enfiar no mesmo buraco. A mulher que se conectar ao circuito apropriado sentirá a mesma coisa de qualquer outra mulher.

Com certeza, existem várias idiossincrasias nos relacionamentos individuais com pessoas diferentes. Mas se você entende o que estou falando, há uma hora na qual se pluga na tomada certa e tudo se torna a mesma coisa — quando todas as idiossincrasias desaparecem, e a mulher se torna Mulher, ou o homem se torna Homem. As mulheres não se parecem as mesmas na superfície, mas são as mesmas no nível da Essência Feminina. Esse é o maior segredo da vida espiritual. Já prestou bastante atenção nisso? É tudo que precisa saber. É tudo a mesma coisa e espero ter ficado claro que não estou falando sobre o circuito da energia da "xoxota" e do "pau".

Conforme o ensinamento popular sobre o trabalho espiritual, existem muitos níveis de prática e maturidade, e uma pessoa precisa ter uma certa dose de disciplina e fazer alguns exercícios, prestar atenção às instruções, e depois será promovida... Que ninguém consegue entrar na "panelinha" sem ter nove ou dez anos de trabalho, e toda essa bobagem. Mas, na verdade, tudo que alguém precisa é de um mapa do circuito e pronto. Não é bem assim. É o mesmo para homens e mulheres porque só existe Deus no nível do contexto e da Realização. Somente Deus.

Quando se percebe que só existe Deus, como a mudança de Contexto passa a ser permanente, em vez de ter um momento de liberdade e depois voltar atrás?

As pessoas têm de parar de se colocar como garanhões, misóginos, feministas que odeiam homens, uma mulher liberada, ou um "homem de verdade", e tudo isso. Essas definições são verdadeiros obstáculos para uma mudança permanente de contexto. Antes de ser um homem ou uma mulher, você deve ser um ser humano. Antes de ser um objeto sexual, você deve ser um Amante. Antes de conhecer a paixão (ou a luxúria), você deve saber o que é a alegria; antes da ambição, a generosidade; antes da superstição e do preconceito, a delicadeza e a compaixão. Deve-se deixar de lado a visão subjetiva da realidade, e adotar uma atitude de *Mente não-Conclusiva*. Permita que a verdade reveladora se estabeleça, crie raízes e brote. Você deve então alimentar a visão com a ação.

Não adianta apresentar um discurso eloqüente em público e espancar a sua mulher e seus filhos em casa. Você deve colocar a Palavra em prática, em sua essência, e não falar só da boca para fora.

Fácil, não é?

SEGREDO 52

A dificuldade dos votos tântricos

A idéia que a maioria das pessoas faz sobre os votos tântricos, se você quer adotar a interpretação mais simples, é: "Coma quando estiver com fome, trepe quando estiver com tesão e durma quando estiver cansado." Essa parece uma boa maneira de se viver — muito espontânea, muito auto-suficiente. Tudo parece muito estimulante e saudável, e muito natural.

Todavia, na prática, os votos tântricos são os mais difíceis de cumprir porque são os que exigem mais, não objetiva, mas internamente. "Coma quando estiver com fome, trepe quando estiver com tesão e durma quando estiver cansado" são coisas muito difíceis de se fazer porque cumprir esses votos significa agir sem apegos ou complicações do ego. Os votos que uma freira e um monge fazem são os mais fáceis de se cumprir porque são colocados ao pé da letra e não têm nada a ver com o ego. O ego não é envolvido quando se estabelecem os votos monásticos. É evidente que o ego tem suas resistências, suas lutas, seus retrocessos, mas as definições e os limites são precisos e claros. Tudo que se precisa é ter disciplina e vontade.

Porém, para manter os votos tântricos, é necessário muito mais do que disciplina. Um praticante pode ter toda a disciplina do mundo, mas se não tiver discernimento, entre outras coisas, não adiantará de absolutamente nada. E o discernimento requerido é claro e profundo, não um discernimento superficial. É preciso que a pessoa seja capaz de sentir as mais delicadas sutilezas e todas as implicações de cada movimento. Na prática tântrica, ninguém transforma chumbo em ouro, como na alquimia tradicional. Em vez disso, a pessoa encontra a famosa agulha no palheiro. Na verdade, é como encontrar uma semente de papoula num monte de esterco. É claro que esse processo é alquímico, no sentido mais elevado, mas definitivamente não é no sentido da aula de química do ensino médio.

O discernimento se refere à diferença entre o movimento instintivo — o movimento essencial — e o movimento do ego. Trata-se de espontaneidade baseada na Influência Divina ou na Vontade de Deus, que surge como resposta às necessidades imediatas e objetivas do momento, ou à realidade circunstancial do Absoluto. Esse tipo de espontaneidade não se baseia nas manifestações normais de um homem ou uma mulher (que são bem fortes quando se trata de comer, fazer sexo e dormir), as quais não são nada espontâneas. Essas manifestações normais são simplesmente o cumprimento habitual, automático e crônico da estratégia que o ego traçou, na primeira infância, para assegurar a continuidade da sobrevivência ou para evitar a extinção do Ser.

Contudo, a característica mais importante da prática sexual é não se manter agarrado a ele, não se estressar. Vá em frente com tranqüilidade e aja com atenção e dedicação para fazer com que o seu relacionamento funcione. "Alimentem-se" um ao outro, e reflitam sobre esses conceitos.

SEGREDO 53

Quando o tantra acontece

Quando o Verdadeiro tantra acontece, ele sublima. Caso contrário, não é o tantra. Antes, não acontece. Como eu gosto de estudar, consegui reunir uma quantidade enorme de informação, mas quando experimento alguma coisa na prática, algo até então inédito, mesmo quando o objeto de meus estudos tenha sido perfeitamente claro e óbvio, a percepção foi simplesmente a de agora o corpo conhecer o que a cabeça já sabia. Toda informação sobre o chamado ritual tântrico não terá significado algum até que se dê a Revelação. Quando a Revelação acontece é para valer; se ela não acontece, não tem solução. A vida é um jogo de dados, e todo mundo acaba acertando mais cedo ou mais tarde.

Não há nada que você possa fazer na vida para aumentar as suas chances, a não ser praticar. A freqüência com que faz sexo, ou com quem, ou como — nada disso vai aumentar as suas chances. Quando o tantra tem de acontecer, ele acontece. A vida é assim. Todo o nosso treinamento consiste em otimizar a nossa habilidade para usar a Revelação quando ela surge, e não para fazer com que ela aconteça mais rápido porque isso é impossível.

SEGREDO 54

Conceitos errôneos sobre o tantra sexual

A maior deficiência do sexo tântrico é o medo de falhar. "E se eu respirar pela narina errada? O que acontecerá se eu fizer o mudra errado, imaginar o yantra errado, recitar o mantra errado?" O maior obstáculo da sexualidade tântrica é sentir que você tem de fazer tudo certo, ou fazer tudo de um determinado jeito sempre. Relaxe!

Durante 25 anos você transou como quis, e não aconteceu nada de errado, certo? Agora, de repente, só porque aprendeu uma pequena técnica para respirar, fica todo apavorado. Preste atenção, nada vai dar errado se tiver um orgasmo quando não deveria, ou se não tiver um orgasmo quando deveria, ou até se respirar pela narina errada.

Se tivéssemos centenas de anos de refinamento cultural que herdamos pela genética, e nossos sistemas pudessem ser alinhados às características genéticas, teríamos de ser um pouco mais cuidadosos. Mas somos seres brutos, imperfeitos. Alguns livros de yoga dizem que se você respirar pela narina errada na hora errada, pode estraçalhar o seu sistema nervoso. Mas a maioria de nós somos seres brutos e não precisamos nos preocupar com isso.

Ao mesmo tempo, muitos de nós poderíamos experimentar a cerimônia japonesa do chá e ficar fora de controle, mudos diante

A alquimia do amor e do sexo

da suntuosidade da cerimônia. Felizmente, temos uma certa inclinação para a elegância, embora sejamos seres bastante brutos. Após alguns anos, talvez você se torne um pouco mais sensível porque a sadhana de uma Verdadeira Escola define o seu sistema nervoso da maneira mais clara e pura, e começa a reagir às coisas mais sutis.

Não se preocupe em tentar desenvolver o tantra sexual. Você pode ficar tão atrapalhado com a luz, o incenso, a música, a ponto de ficar mais tenso do que quando era um garoto de escola e estava convidando uma garota para dançar. Reflita e trabalhe com as idéias, mas não se deixe abater por elas.

Outra grande deficiência do sexo tântrico é a vaidade.

Quando estiver prestes a entrar na autêntica comunhão sexual (o autêntico tantra), você vai se irritar um pouco e ser um ser humano diferente depois. No entanto, imagine estar nervoso, o que lhe vem à mente? Vaidade! "Estou transpirando demais. E se alguém estiver me observando? Como está meu cabelo? Estou fazendo corretamente?" Vaidade. Quando um encontro sexual começa a evoluir para um nível em que a personalidade começa a ficar insegura e a essência começa a ganhar o controle, a mente entra e tenta minar a sua intenção. Por quê? Porque a mente não quer que o ser mude.

Muitas mulheres têm um impulso sexual que se define como a necessidade de procriar. Mas esse impulso instintivo se transformou numa mulher epidêmica, mas confusa, insegura e inconsciente. A Madison Avenue nos convenceu a todos — homens e mulheres — de que deveríamos pensar em fazer amor o tempo todo, de haver uma necessidade natural de transar infinitamente, sem parar. Para as falsas emoções, isso parece uma necessidade genuína, mas é uma necessidade puramente condicionada de sexo com cara de instinto.

A comunhão sexual se confunde com a necessidade de procriar. Para ser mais exato, a procriação não é levada em conta, porque a comunhão sexual independe da necessidade de orgasmo — ainda que o orgasmo possa ocorrer de modo espontâneo. Ao contrário disso, a comunhão sexual tampouco é contrária à procriação. Ela só não é confundida pelas questões morais ou egocêntricas. A necessidade de orgasmo não existe onde a comunhão sexual existe, mas, no sentido verdadeiro, a necessidade de não ter orgasmo também não acontece.

O romance *Medo de voar*, de Erica Jong, era sobre uma mulher que se casara com um psiquiatra oriental. Não havia uma maneira melhor de ter uma relação sexual de qualidade. O lado oriental dele tinha uma disciplina perfeita e podia levá-la à loucura, e como psiquiatra, ele sabia como ser o parceiro perfeito. Mesmo assim, depois de um certo tempo, as coisas começaram a se arrastar. Após um período, ela só queria que ele tivesse uma ejaculação precoce — qualquer coisa para sair da rotina. Sexo perfeito o tempo todo não é sexo perfeito. É chato. Qualquer coisa rotineira, até mesmo a comunhão sexual, até o êxtase, é um porre.

Quando se tem um relacionamento baseado na comunhão sexual, é possível mudar um pouco. Sabe como é, você está no avião indo para Filadélfia com o seu parceiro, então se olham, o banheiro do avião está vazio, e aí voltam ao passado e praticamente chutam o pau da barraca quando decidem transar. Vocês não estão em comunhão sexual, estão só trepando como animais e tudo bem, é espontâneo, é puro. Tudo bem, por um tempo é maravilhoso e você fica em êxtase.

A alquimia do amor e do sexo 265

E da próxima vez, vocês ficam juntos e entram em comunhão sexual.

A questão do tantra não é aprender a respirar de forma adequada, ir para casa, praticar, voltar na semana seguinte e contar uma novidade ou outra para Rajneesh ou Sondra Ray. O tantra tem a ver com uma compreensão profunda, interior, de como manifestar um princípio. Se vocês praticarem com assiduidade e sensibilidade, o que recomendo, o resultado dessa prática pode aparecer em meses, ou anos, ou talvez não apareça antes de dez anos. Mas, por acaso, haverá o ensejo de perceber o significado de comunhão sexual.

A comunhão sexual em si não é o resultado da prática. Sugiro que, quando tiverem a oportunidade de uma comunhão sexual — no seu real significado —, acabem com todos os seus conceitos sobre sexo. Após vislumbrada a oportunidade, podem se passar anos até que vocês possam começar a vivenciar a prática com o corpo. Essa prática lhes dará a comunhão eterna, sempre que estiverem juntos, fisicamente ou não.

High Sex* não tem nada a ver com comunhão; a comunhão é outra coisa. Existe o "sexo cósmico", tão elevado que você pode se deitar de costas, com a metade do corpo para fora da cama, sem força nem para abrir os olhos e o seu quarto vai parecer uma caverna de ópio. Isso é diferente de comunhão.

Portanto, quando vislumbrar a oportunidade de comunhão sexual, podem ser anos até conseguir alinhar o seu corpo a uma prática que o tornará capaz de estar em comunhão o tempo todo, porque irá desfazer todas as suas crenças e expectativas sexuais, todos os seus padrões e hábitos crônicos sobre sexo.

---

*High Sex — termo criado por Margot Anand, em seu livro *A arte do êxtase* (Editora Campus, 1992), para identificar um caminho especialmente singular e elevado para se alcançar o êxtase sexual. (*N. da T.*)

SEGREDO 55

O tantra e o conhecimento objetivo

A mente, mais do que o coração, é o mecanismo de manipulação e controle mais dinâmico e abrangente em todo o corpo. A mente pode facilmente parar o coração, se houver motivo suficiente para isso. O conhecimento objetivo — o conhecimento igual para todos, homem ou mulher, independentemente de cultura, idade, raça ou religião — só pode ser percebido por uma parte de nós que não seja influenciada, controlada, nem esteja sob o efeito da mente. Logo, está claro que, se a meta de todo ser humano é atingir esse conhecimento objetivo, o qual equivale ao último degrau do autodesenvolvimento, ou poderíamos dizer Realização, então mais cedo ou mais tarde o indivíduo teria de começar a procurar um tipo de prática que transcenda ou trabalhe através da mente. Essa prática teria de lidar com o conhecimento objetivo assim como ele é, sem ser controlado, manipulado ou subjugado aos efeitos da mente. Teríamos de desenvolver um mecanismo sensível, capaz de reunir e informar os dados, que não seja baseado ou motivado pela mente.

O formato ou modelo que nos anima como seres vivos, seres humanos, não está limitado pelo que enxergamos como a definição de nossos corpos. Na verdade, os nossos corpos orgânicos habitam em muitas dimensões diferentes. Dessa maneira, o conhecimento objetivo é passado através de níveis orgânicos de comunicação, mas não através de níveis de comunicação que estamos acostumados a perceber de forma tangível, ou que estamos, por convenção, treinados em acreditar. O conhecimento objetivo é comunicado por meio de um canal orgânico completamente integrado entre as pessoas, que é sutil e não denso. Poderíamos dizer que tal conhecimento — Aquele que é Objetivo — é comunicado através de um "campo" e não através de um canal estreito ou de uma "linha". Por exemplo, quando todas as pessoas numa sala estão experimentando um certo tipo de comunicação no qual nada precisa ser dito, e todo mundo entende exatamente o que está acontecendo, esse conhecimento comum percebido em conjunto por todo mundo é uma espécie de comunicação. Existe um acordo automático que se chama "comunhão". Esse tipo de entendimento implícito do estado de ser um do outro não é um processo da mente. É absolutamente impossível para a mente estar em comunhão, exceto em um sentido mais superficial, como num estado de simpatia ou empatia psíquica. Para a comunhão acontecer, é necessária a absoluta integração de elementos dos domínios sutis e orgânicos de todos que estão sob o vínculo ou o modelo da comunhão. Caso sejam duas pessoas, deve haver uma absoluta integração orgânica; no caso de doze pessoas, deve haver uma absoluta integração orgânica. Não se trata apenas de uma mistura de auras. É bem diferente: trata-se de um processo mais abrangente e combinado. É como se cada indivíduo perdesse a própria individualidade como um "outro," e ainda mantivesse a separação física e densa (obviamente).

Em primeiro lugar, acho que preciso fazer um alerta. Alguns produtos contêm um alerta, como os que aparecem nos maços de cigarro: "Fumar pode ser prejudicial à sua saúde." Na yoga tântrica, esse tipo de informação seria como a iniciação após anos de sadhana intensa. Em conseqüência, estou aqui formalmente me absolvendo de problemas que qualquer um de vocês possa apresentar ao tentar implementar esses conceitos em suas vidas sem a ajuda de um mestre sempre ciente dos seus atos — o qual não precisa necessariamente ser eu. (Na verdade, espero que não seja.) Essa informação é muito perigosa. Para ser muito sincero, a razão pela qual estou dando a informação é porque existem alguns alunos para os quais tal informação é útil. O restante dos leitores é o lubrificante necessário para a roda, como se costuma dizer. Achei que deveria ser muito sincero, uma mudança de atitude não característica em mim.

Em geral, qualquer evento ou experiência sexual pessoal só é satisfatória por um curto espaço de tempo, e não por semanas ou meses. Entretanto, com os dados considerados aqui, deveríamos entender que um encontro sexual poderia ser completamente satisfatório por semanas, infinitamente. Um evento poderia nutrir o corpo por um grande período de tempo. Isso não significa que tenha de ficar ligado aos genitais durante semanas. Na verdade, uma "união" bem curta poderia proporcionar uma satisfação por um longo tempo, e a razão pela qual isso não acontece é que não existe nenhuma comunicação orgânica, nenhuma combinação, nenhuma reciprocidade com o corpo sutil. Mesmo que dois pedaços de carne estejam conectados com a maior intimidade, isso não significa uma comunicação orgânica. Quando ocorre a comunhão no sexo, uma única transa pode durar em intensidade, plenitude e prazer, por semanas e até meses.

Uma pergunta óbvia é a seguinte: "Pode existir uma integração orgânica se apenas uma pessoa está em comunhão com o Ser Essencial da outra, mesmo quando a outra está completamente 'fora'?" Sim, pode. "Se um ato sexual fosse totalmente

A alquimia do amor e do sexo

satisfatório, ainda assim alguém sentiria ou poderia sentir desejo e entrar em comunhão sexual de novo?" Sim, claro, por que não? É plenamente possível alguém entrar em comunhão com uma música de Bach, ou com um quadro, ou com uma escultura de Rodin, portanto, essa idéia não se aplica apenas a seres humanos. (Eu nunca vi uma comunhão acontecer com um cachorro, embora alguns de vocês que tenham um cachorro como animal de estimação — com nomes como Jorge, Mirtes, Beth, Paulo — possam achar isso possível.)

Para que uma alquimia objetiva se concretize, deve haver uma integração orgânica entre todos os níveis envolvidos nos dois ou mais elementos da comunhão. É preciso "uma combinação de substâncias", mas uma combinação verdadeira e não somente uma mistura de fluidos, sangue, suor e lágrimas.

Existem meios de desenvolver a capacidade de relaxar de tal gênero que o seu ser orgânico possa integrar-se ao ser orgânico de outra pessoa. Isso não significa fazer algo agressivo, físico, invasivo. Não se trata de ser algo que você ainda não é, e sim de reduzir os obstáculos que geralmente impedem o processo de acontecer; a mente é a primeira fonte de obstáculos para a realização da comunhão.

Proponho denominarmos o que não está sob o controle da mente, o que não é manipulado pela mente, de "consciência objetiva", e a mente de "consciência subjetiva". A diferença entre objetivo e subjetivo é que, em um determinado momento, para a consciência objetiva só existe uma resposta adequada ao estímulo dado. A consciência objetiva não tem opções para se expressar em hora nenhuma, sem dúvidas, sem confusão. Ela não tem opções nem alternativas. A consciência subjetiva mantém a possibilidade de muitas alternativas o tempo todo. Para a consciência subjetiva, existe sempre uma escolha... muitas escolhas a serem feitas com base em conceitos críticos e analíticos de informações observáveis e arbitrárias, como a confusão emocional e/ou o que se comeu no almoço de hoje.

Uma qualificação mínima é que a natureza básica das pessoas seja distinta uma da outra. A questão da mente tem a ver com a orientação em relação a quem a pessoa é em nível psicológico, e não com quem a pessoa é de verdade. Algumas pessoas são muito gregárias e sociáveis, outras são muito quietas e reservadas, outras são extremamente emocionais, enquanto outras são frias e calculistas. Essas coisas não têm necessariamente nada a ver com a mente. Podem ter, mas não a rigor. Se todos os leitores percebessem o que vem antes da mente, ou percebessem a consciência objetiva, ainda assim pareceríamos muito diferentes nas ações, nos temperamentos e preferências. Alguns de nós seriam muito expressivos e alguns não seriam expressivos. A mente realmente cria posturas e gestos particulares, mas também há diferenças muito básicas entre as pessoas. Existem tipos fundamentais de seres humanos. E esses tipos existem independentemente de a mente ser dominante ou estar sendo usada como uma ferramenta pela consciência objetiva. Se você estudar a vida de Jesus, Buda, Krishna e Maomé, verificará com clareza que, apesar de apresentarem alguma similaridade, cada um era bem diferente dos demais, cada arquétipo era de um jeito.

O orgânico é mortal e o não-orgânico sobrevive ininterruptamente por meio de uma variedade de mortalidades — nascimentos, mortes e mudanças de forma. O que não é orgânico também não é mortal. O canal por intermédio do qual o conhecimento é transmitido no domínio humano morre quando o corpo morre, embora o campo de comunicação não morra. Isso significa dizer que o conhecimento objetivo é armazenado ou utilizado em um lugar diferente do canal pelo qual ele é trans-

A alquimia do amor e do sexo   271

mitido. Essa é uma consideração muito importante. O conhecimento objetivo tem de ser transmitido, recebido, retirado do canal pelo qual é recebido, utilizado e aplicado em outro lugar. Se o conhecimento objetivo permanece no canal de comunicação da observação ou da percepção, ele não tem nenhuma utilidade futura. Ele tem, é claro, algumas possibilidades bastante temporárias mas nenhuma utilidade, uma vez que irá morrer junto com o corpo.

No entanto, se o conhecimento objetivo for comunicado, recebido e utilizado de modo adequado, ele permanecerá em ação e terá utilidade quando o corpo morrer. Ele entrará no "fluxo contínuo", o campo contextual da criação. Ele será produtivo e criativo, e até eterno.

A razão para a comunhão orgânica, tanto sexual quanto o contrário, é estabelecer o conhecimento objetivo em algum lugar que não o ser orgânico. É usar o ser orgânico como um veículo para ir além. A comunhão orgânica não é só para ter experiências cósmicas ou prazer transcendental, mas também para colocar a informação em outro lugar que não seja o reino mortal.

SEGREDO 56

Os ciclos da comunhão sexual

Sexo é a mais poderosa energia propulsora da condição humana, e a comunhão sexual é a circunstância mais frágil.

A comunhão sexual reside na Magia, e é muito fácil eliminar a Magia. Por exemplo, se estiver certo de que tem de fazer sexo em um determinado sentido, você destrói a margem que permite a comunhão sexual de se tornar uma comunhão.

Ter uma comunhão sexual não significa trepar com o seu parceiro durante duas horas, ter trinta orgasmos e ficar exausto. (Isso é sexo, apenas sexo.) Você pode manipular a energia para obter um bom sexo, ou mesmo um sexo cósmico, mas não pode manipular a comunhão sexual porque ela reside na Magia, e não em corpos com "botões" prontos para ser apertados — você "liga o pau na xoxota". Quando se começa a trabalhar com os centros superiores, a coisa não acontece desse jeito.

Se não existe Magia no relacionamento, então não pode haver nenhuma comunhão sexual. As pessoas mudam diariamente — e em um relacionamento, elas não mudam necessariamente nos mesmos níveis e da mesma forma. É muito difícil manter a Magia no relacionamento. O processo é muito delicado e complicado, mas pode ser feito, principalmente para quem está disposto a investir.

A alquimia do amor e do sexo 273

Quando as pessoas me perguntam sobre o tantra e a comunhão sexual, eu digo: — Você já manteve um relacionamento por uns dois anos? Primeiro, me mostre um pouco de disciplina. A comunhão sexual acontece em ciclos. Os mesmos três ciclos que utilizei em outra ocasião para descrever os estágios do trabalho espiritual também se aplicam a todos os aspectos do relacionamento. (Para mais informações sobre esses estágios, leia *Living God Blues*, de Lee Lozowick: Hohm Press, Prescott, Arizona, 1984.)

Quando as pessoas fazem "progressos", elas passam da posição anterior para outra mais elevada, mas não eliminam (e, de fato, não podem eliminar) as leis dos ciclos. A transformação progressiva ou evolução é como uma espiral em expansão constante. Cada ciclo está energética ou contextualmente alinhado ao ciclo anterior, mas o formato específico dos ciclos não muda à medida que uma pessoa amadurece ou progride no processo de transformação.

O ciclo mais básico é, por exemplo, a Paixão-Indiferença-Dúvida. Um casal que, no primeiro encontro, decide ficar junto, desconhece cegamente (ou na negação habitual) as tendências de cada um, as quais são um presságio dos atritos de personalidade, futuras discórdias ou crises. (Os hormônios estão muito presentes, para fazer com que a maioria das pessoas mantenha a clareza.) Depois de um certo tempo, porém, o entusiasmo da descoberta é encoberto pela realidade do trabalho duro de qualquer relacionamento em fase de aprofundamento (mesmo que cheio de alegria pelo amadurecimento do indivíduo). Nessa fase, a recusa crônica da vida pelo indivíduo gera indiferença. Depois, a falta de nutrição e prazer comum de tal estado de indiferença leva à dúvida.

Se a dúvida for trabalhada como uma oportunidade para a autoconscientização e a *sadhana*, esse trabalho vai produzir um insight, o primeiro aspecto do segundo ciclo (Insight-Frustração-Remorso) na espiral progressiva. O insight passa para a frustração, que é o resultado da impaciência e da ansiedade de "continuar" — indo de encontro ao tempo do Universo, entre outros aspectos da frustração. No segundo ciclo, você sabe ter chegado à frustração quando não há nenhuma alternativa — a partir do momento que decide não ter nenhum outro relacionamento. (A indiferença do primeiro ciclo ocorre quando você olha em volta e vê várias alternativas para o relacionamento.) A frustração não significa sentir que, caso não funcione, encontrará outra pessoa. Nesse estágio, você percebe que não existe outra pessoa. O que fariam se fossem o único homem e a única mulher sobre a face da terra? Não há escolha; vocês estão frustrados! (É claro que, como homem, pode pensar em achar um buraco numa árvore, colocar um pouco de musgo, deixar o sol bater ali depois da chuva para fazê-lo evaporar... e aí...)

Frustração total! O sexo não está funcionando, existe um choque de personalidades, ela quer uma coisa, você quer outra... parece que nunca vão combinar. Não há alternativas, você não está olhando em volta: e aí sabe ter chegado no segundo ciclo. Você tem de lidar com a frustração, mas não indo a outro lugar. Num relacionamento existe um nível de verdadeira maturidade! Isso leva ao remorso para as inevitáveis tensões causadas pela frustração. E assim por diante.

Logo, uma pessoa começa com a Paixão-Indiferença-Dúvida, que passa para o Insight-Frustração-Remorso, e passa, por fim, para o Momento Livre-Disposição para a Desiluminação-Compaixão. E essa progressão leva tempo! Você pode "queimar a mufa" e nem assim chegará ao terceiro ciclo antes de um ano. (Não é preciso saber contar quando estiver na parte de disposição de desiluminação do terceiro ciclo, porque no terceiro ciclo já terá

A alquimia do amor e do sexo

adquirido conhecimento!) Se você se dedicar a um relacionamento, levará uns dois anos para trabalhar algumas "imperfeições". Cada padrão pode entrar no ciclo várias vezes, dependendo da maturidade da pessoa e da sua dedicação à prática do tantra. (Uma pessoa não passa necessariamente pelo primeiro ciclo, Paixão-Indiferença-Dúvida, só uma vez e depois tem imediatamente o Insight.)

Todavia, o Insight do segundo ciclo irá criar um tipo bem diferente de Magia em seu relacionamento, bem como a Compaixão.

SEGREDO 57

Jesus, um mestre tântrico

E Jesus disse a eles: "Quando fizerdes de dois um e quando fizerdes o interior como o exterior, o exterior como o interior, o acima como o embaixo e quando fizerdes do macho e da fêmea uma só coisa, de forma que o macho não seja mais macho nem a fêmea seja mais fêmea, e quando formardes olhos em lugar de um olho, uma mão em lugar de uma mão, um pé em lugar de um pé e uma imagem em lugar de uma imagem, então, entrareis no Reino."

— O Evangelho de Tomé (22:4-7)

É um tiro na mosca! É inacreditável que Jesus tenha dito isso e não apareça no Novo Testamento. Em: "Quando fizerdes de dois um...", ele quer dizer: "Quando olhares através da dualidade quando olhares de forma não-dualística..." Jesus era um autêntico Vedanta. Quando parar de fazer comparações conceituais, quando parar de confrontar com outras, só então você entrará no reino dos céus.

Jesus também foi um mestre tântrico. "Quando fizerdes do macho e da fêmea uma só coisa, de forma que o macho não seja

A alquimia do amor e do sexo 277

mais macho nem a fêmea seja mais fêmea..." Poderíamos acrescentar (e insultar todos os Cristãos), dizendo que Jesus foi à Índia e ao Tibete e estudou o tantra. Mas, mesmo que ele não tenha ido, ele descobriu em alguma fase de sua prática a Essência do Tantra. Tantra é muito mais do que uma dança sexual num formato ritual. Ramakrishna tornou-se um tantrika, mas não o tipo de tantrika que saía ensinando o tantra a todos os seus discípulos do sexo feminino. Jesus diz para fazer do homem a mulher e da mulher o homem. Quando se trabalha o tantra sexual é exatamente isso que acontece. A identidade separada, baseada na ilusão da sobrevivência numa forma determinada (e mortal) deixa de ser o foco de sua atenção.

As mulheres tendem a se perder com muito mais facilidade do que os homens. O homem, em sua insegurança e rigidez, se lembra de que ele é o único a "comer" ou "ser comido". Ele quase sempre reserva um pouco de si mesmo para poder observar o que acontece em volta. Na prática madura do tantra, a pessoa nem sabe (se me permitem ser um pouco grosseiro) se está fodendo ou sendo fodido. A razão disso é que toda a dualidade dessa separatividade fica dissolvida numa união de forças complicada. Às vezes a pessoa nem sabe que a transa está acontecendo, e não lembra sequer se é homem ou mulher.

Os papéis dos gêneros masculino e feminino são totalmente delineados para nós a partir do momento em que recebemos a nossa touquinha de tricô azul ou cor-de-rosa quando somos bebês. Nossos papéis são cultural ou socialmente definidos. E depois, chegamos à fase em que literalmente não sabemos se somos homens ou mulheres! É um pequeno choque, não acha?

O que Jesus diz é: "Senhoras e senhores, existem muitos caminhos a seguir." Ele diz que você pode fazer a viagem do Vedanta, a viagem do não-dualismo. Também é possível pegar o caminho do "neti, neti — isso não, isso não." Em: "Quando o exterior se tornar o interior...", ele quer dizer que nenhum objeto comparado a outro é Deus. E quando ele diz: "Quando fizerdes do macho e da fêmea uma só coisa, de forma que o macho não seja mais macho nem a fêmea seja mais fêmea, então, entrareis no Reino"... esse é o caminho tântrico. Depois, ele diz: "Tudo bem, se estas três afirmativas não lhe servem, que tal uma outra? 'Quando criardes olhos em lugar de um olho, uma mão em lugar de uma mão, um pé em lugar de um pé e uma imagem em lugar de uma imagem.'" Portanto, ele está dizendo que: "Tudo bem, e se pegarmos só o que você tem? Até então, nem sabe que tem um olho. Quando você coloca um olho verdadeiro no lugar daquilo que imagina ser o seu olho, isto é ótimo. Poderia pensar que tem mãos, mas você não sabe se tem. É tudo ego. Quando você realmente sabe que isso é a sua mão... quando coloca a sua mão no lugar da mão... isso vai fazê-lo chegar lá, no reino." Isso é o verdadeiro Zen! Ele deu aos seus discípulos quatro caminhos a escolher — quatro caminhos a seguir. E todos eles o levarão lá, mas você realmente precisa fazer a sua sadhana. Pegue o caminho que quiser.

SEGREDO 58

Na consciência desperta só existe um ser único

Quando duas pessoas se olham e ficam felizes por estar juntas, isso não é comunhão sexual. Comunhão sexual é quando a câmara[10] que é criada tem uma consciência completamente desperta, ou seja, quando as duas pessoas envolvidas são irrelevantes. "Quem eles são" é irrelevante porque a consciência está totalmente desperta. Essa deveria ser a direção apontada pelo ato do amor.

Se duas pessoas vivenciam o amor com essa idéia em mente, surge, daí, a possibilidade de se alcançar essa direção.

Porém, uma pessoa pode fazer isso sem a outra, e isso é a iniciação tântrica. Esse não é o conceito geral, mas na iniciação tântrica o mestre pode produzir esse efeito no outro. A idéia da sacerdotisa no trabalho tântrico é que ela já é essa consciência; ela atua como o mestre espiritual. Ela pode produzir no noviço o caráter de consciência desperta, livre.

Se está vivendo com uma consciência desperta, o único objeto de sua atenção é ver aquilo que precisa da Influência do Divino naquele momento. Você não tem uma atenção com o poder de fazer um exame minucioso; a sua atenção é extrema e inabalável,

---

[10]Câmara — terminologia do 4º Caminho. Não se trata de uma sala real, ou um espaço físico, necessariamente, mas uma ligação energética criada entre as pessoas com o propósito de focar a atenção na realização de algum trabalho, espiritual ou não.

pois é desenhada para e concentrada naquilo que é necessário naquele momento da sua consciência desperta.

A comunhão é a questão. Certas câmaras só são acessíveis quando só existe "um" — um espaço de unidade.

Em algumas ocasiões, entra-se nessa "unidade," nesse espaço de unidade, de maneira aleatória, arbitrária. (Você não sabe como chegou lá, mas é ótimo quando já está lá.) De vez em quando, para ter acesso a esse ponto, é necessário eliminar o que é "dual".

E, às vezes, elimina-se o "dual" pelo sexo prolongado. Mas essa modalidade de relação sexual pode ficar muito monótona num determinado ponto. Logo, o que fazer? Fazer sexo em meio à monotonia — o ponto de comunhão. Se ainda há alquimia, você descobrirá que a máquina se torna irrelevante, e aí só existe "um" no compartimento.

Quando só existe "um" na câmara, o resultado final é a comunhão. Por quê? Isso não é da nossa conta. Pode parecer estranho, mas isso não é da nossa conta e sim de quem se alimenta daquilo que é produzido quando só existe "um" na câmara. Seja lá o que o alimente, é ele quem manda. Não sabemos por quê. Eu poderia apresentar um monte de explicações sofisticadas de metafísica, mas nenhuma delas seria importante. O "porquê" não nos interessa, o fazer é que é de nossa conta. Por que isso nos interessa? Isso nos foi dado e as recompensas são evidentes.

Ao se refletir sobre a sexualidade no caminho espiritual, surge uma questão: a Revelação Tântrica — de unidade, ou de se tornar uma — acontece dentro ou fora do indivíduo? A revelação sexual tântrica é uma realização a dois, ou é uma exclusividade do mundo interior do indivíduo?

Na minha opinião, a menos que essa unidade seja realizada internamente, qualquer possibilidade de união fora do indivíduo

A alquimia do amor e do sexo 281

é praticamente nenhuma. Por outro lado, uma vez que essa unidade aconteça no interior do ser, não existe absolutamente nenhuma razão para se negar a verdadeira natureza ou manifestação da Dualidade Iluminada[11] (a qual inclui a sexualidade).

A constante dinâmica no relacionamento entre um homem e uma mulher, considerando que nenhum dos dois tenha descoberto essa união de polaridades essenciais de macho e fêmea dentro de si mesmos, oferece um foro efetivo para eles descobrirem isso, tanto individualmente quanto na relação de casal.

A praticidade dessa descoberta depende da vontade de ambos os parceiros para tornar a verdadeira ciência da polaridade mais importante do que as questões pessoais de controle e desvio.

---

[11]Dualidade iluminada — o estágio além da não-dualidade no qual o indivíduo não está mais sob a ilusão da separação de Deus, mas percebe e aprecia a singularidade e a bênção da vida comum, e utiliza os elementos da criação como um meio de dar continuidade ao ato de amor com o Divino. Essa abordagem é uma característica do Caminho dos Menestréis.

SEGREDO 59

Como manter o orgasmo

Existem duas relações distintas para o trabalho sexual tântrico. Numa delas, o homem segura a ejaculação e a mulher tem quantos orgasmos ocorrerem durante o período do ato sexual, sem levar o homem ao orgasmo (a menos que seja um orgasmo sutil, de corpo inteiro). No outro, tanto o homem quanto a mulher evitam o orgasmo e utilizam a carga energética que se forma quando o corpo e a psique estão necessitando do orgasmo.

No segundo tipo, em que ambos evitam o orgasmo, eles chegam até a "beira" do orgasmo e usam a tensão. Eles utilizam a energia gerada para se estabilizar em um determinado nível, e depois começam a desenvolvê-la para o nível seguinte. Continuam trabalhando para chegar ao orgasmo, parando num nível de tensão anterior ao orgasmo, e depois seguem para o nível seguinte com intensidade.

A prática tântrica pode ser usada para ajudar e estimular o processo transformacional, pois a sua dinâmica energética pode ser essencialmente alquímica. No entanto, o fato de nunca ter orgasmo é artificial, proibitivo e impraticável. Assim, o homem e a mulher podem começar a praticar a conservação do orgasmo, e não a sua completa eliminação.

Tente não chegar ao orgasmo por um certo período da relação sexual, mas não necessariamente o tempo todo. Faça uma

A alquimia do amor e do sexo 283

pequena experiência, mas não se prenda a um único conceito. No caso do homem, existem circunstâncias nas quais o orgasmo ejaculatório pode servir a um propósito específico dentro da esfera em que o casal esteja "se aventurando" naquele momento. Não ter isso significaria limitar o leque de possibilidades.

É compreensível que o homem e a mulher possam estar um pouco amedrontados e inseguros nesse domínio da prática. Para muitos homens, todo o conceito de conservação do orgasmo é bastante estranho. As duas primeiras vezes em que eles não têm orgasmo podem acontecer por acaso. Eles podem ler livros sobre a energia tântrica e fazer tentativas, mas, a princípio, talvez não haja inspiração.

Nesse processo experimental, é muito importante respeitar as reações um do outro. Às vezes, uma fração de segundo faz uma tremenda diferença! O senso de oportunidade correto pode permitir que alguém sustente o pico antes do orgasmo pelo tempo suficiente para o corpo relaxar, e aí o ato sexual ativo pode recomeçar.

Respeitar as reações um do outro, contudo, não significa se enrijecer. A mulher não deveria ficar com medo de se mexer o tempo todo, para que o homem não ejacule. Por outro lado, se ela ficar muito excitada, isso não é sinal de que esteja receptiva ao parceiro.

Não é preciso parar e discutir o assunto antes do tempo. Em geral, antes de começar o ato sexual, basta simplesmente se mostrar disposto ou estabelecer um acordo em relação a experimentar a energia sexual transformadora. Em seguida, o seu radar está "ligado" e você pode ir à luta.

Eu também recomendo que tanto os homens quanto as mulheres — mas principalmente as mulheres — considerem a possibilidade de sentir a energia do orgasmo entrar no corpo e através do corpo — pelo sistema nervoso — em vez de só sair do corpo.

Pense que a energia pode literalmente se reverter, quase como se estivesse sendo reciclada.

(Eu não recomendo pressionar alguns pontos para segurar o orgasmo masculino. O ponto de pressão localizado no períneo tanto pode atrasar o orgasmo do homem quanto reciclar o sêmen na bexiga. Trata-se de uma prática muito comum citada em muitos livros sobre tantra, mas eu não a recomendo, embora tecnicamente ela funcione. O que eu recomendo é um processo energético entre os parceiros.)

Se um homem parar para considerar que o orgasmo pode acontecer internamente, sem ejaculação, ele poderá ficar numa comunhão muito mais paciente e duradoura com uma mulher, sem necessariamente ficar atormentado com a necessidade psicológica de ejacular. Ainda que o orgasmo possa começar nos órgãos genitais, o orgasmo interno, tanto para os homens quanto para as mulheres, não é localizado. E, uma vez experimentado, esse tipo de orgasmo passará a ser, de fato, muito mais desejável. Na verdade, após uma ou duas experiências de orgasmo interno, a necessidade psicológica pelo orgasmo genital será praticamente eliminada. A necessidade ainda poderá aparecer de vez em quando (porque é algo persistente), mas não com tanta regularidade e consistência, uma vez que você tenha descoberto como direcionar a energia para dentro, ou como realizar um movimento conjunto através dos ciclos um do outro.

Quando o orgasmo é internalizado, não há um relaxamento após a implosão. Todo o corpo fica realmente mais "ligado", de uma forma muito agradável. Com o orgasmo implosivo, o corpo fica no auge o tempo todo. (E algumas vezes, até chega a ser desconfortável, em vez de agradável.) O resultado é que a energia se torna um combustível, para você "viajar." Enquanto isso, com o orgasmo explosivo, você relaxa, sem ter de "ir" a lugar algum.

A comunhão é a questão. Não interessa se a comunhão ocorre durante o processo de conservação do orgasmo ou na falta dele, durante quinze minutos ou três horas após o ato sexual. O importante é estar em comunhão.

Os parceiros podem trabalhar com independência, cada um com o seu ciclo energético interno, ou juntos, com o ciclo normal de homem e mulher. Se preferirem trabalhar de modo independente, o ato sexual é como um gerador ao qual ambos se conectam. Se eles trabalharem juntos com o ciclo normal de homem e mulher, então os dois pontos de contato do corpo são os genitais e o rosto. A conexão energética pode se dar no contato da boca com os órgãos genitais ou dos órgãos genitais com órgãos genitais. (Isso não importa mesmo.) Os pontos de contato facial podem decorrer de se olharem fixamente nos olhos um do outro, ou da respiração sincronizada à qual a energia se conecta. Pode ocorrer pela união das bocas, da respiração, dos olhos. (Creio que poderia até acontecer pelo contato do terceiro olho, mas prefiro algo um pouco mais familiar. Em minha opinião, se você for um místico do terceiro olho e o seu terceiro olho vibra e conversa com você, sempre que medita, então talvez isso possa ser mais viável.) Para quase todos nós que não estamos o tempo inteiro imersos no fenômeno yogue do terceiro olho, os olhos, a respiração e a boca serão os pontos de contato, juntamente com os genitais.

Se a pessoa estiver presa no contato boca-genitais, ambos devem ficar unidos desse jeito, para que o ciclo homem-mulher esteja perfeitamente conectado. Enquanto os genitais estão conectados, um pode estar beijando o pescoço do outro, o qual pode fazer um determinado tipo de respiração, e, mesmo assim, a conexão poderá ser mantida. Você pode estar totalmente face a face, mas isso não é mandatório. (Isso pode ficar engraçado, mas o clima pode se quebrar se um dos dois cair na gargalhada. Logo, vale lembrar mais uma vez que, se levar tudo isso muito a sério, a tensão em seu corpo poderá interferir nas tentativas para se entregar um ao outro.) Seu desejo real é ficar o mais relaxado possível (mesmo que em algumas ocasiões isso seja difícil, porque você está apostando tudo nesse processo).

Uma mulher pode querer experimentar conter o orgasmo só para ver como o corpo reage — só para ver para onde vai o orgasmo, e seguir para onde a energia direcionar.

Seja qual for o tipo de ato sexual que adote, use o instinto e obedeça aos sinais. O instinto às vezes diz para não ter um orgasmo naquele momento, e em outras vezes não haverá nenhum sinal claro. Entretanto, se possível, respeite os sinais quando eles forem evidentes. Em outras ocasiões, ambos os parceiros estão de fato num nível elevado, e o sexo é simplesmente fantástico... mas fica evidente que algo está sinalizando: "Vá devagar, pare de mexer, descanse um dentro do outro, fiquem unidos um dentro do outro, deitem nos braços um do outro." Mas com freqüência não é isso que eles querem. Afinal, esperaram muito por essa noite e não querem parar justamente agora. Mas eu recomendo que obedeçam quando a mensagem for clara. É bem provável que a clareza da mensagem seja o resultado da química certa do casal naquela noite.

Vocês atingirão o auge no trabalho sexual juntos, quando chegarão a um determinado ponto ou nível de estabilidade. Daí podem ficar nesse ponto, que talvez seja maravilhoso, e ter um relacionamento sexual ótimo enquanto durar. Porém, ficar num ponto significa estagnar, e aí, mais cedo ou mais tarde, a deterioração se instala. A própria morte se torna "apenas mais uma viagem", no lugar de uma lamentação de que vai morrer. Para aqueles que não têm a disposição de estar sempre crescendo, a morte é a deteriorização, e eles irão lutar contra ela com todas as armas possíveis.

A alquimia do amor e do sexo 287

Como resultado, vocês chegam ao auge do trabalho sexual, o que não significa necessariamente um sexo melhor ou mais ardente. Pode significar que a intensidade de sua comunhão assume um sabor que você nunca provou antes.

Você não pode saber o que é até experimentar!

Muitas mulheres foram levadas a acreditar que a sua tarefa é servir ao homem. Nos últimos quarenta ou cinqüenta anos, a mídia informou a elas que a sua tarefa, e a única razão da existência, é dar prazer aos homens (à exceção de ter filhos e limpar a casa). Em conseqüência, uma mulher pensará que, se não fizer o homem ejacular, ele ficará insatisfeito e ela terá falhado em sua missão. Existe um programa psíquico, básico, profundo que diz: "... se ele não ejacular, não ficará feliz e eu serei um fracasso como mulher."

Por conseguinte, ao praticar a conservação do orgasmo, principalmente no início (embora geralmente ele não dure para sempe), pode haver muita insegurança porque a mulher não quer que o homem deixe de ejacular. Se, como mulher, você analisar em profundidade essa insegurança, descobrirá que isso é decorrência de se sentir incompleta, e, como disse anteriormente, fracassada. Uma mulher pode se sentir assim, mesmo que o homem lhe diga: "Eu me sinto muito melhor quando não ejaculo. Fico agitado quando ejaculo. Quando não ejaculo, meu tesão em você fica mais forte." Há muita insegurança nesse domínio.

Evitar o orgasmo em nível fisiológico é um processo relativamente fácil — o maior trabalho que as pessoas terão é lidar com o resultado psicológico e emocional de se eliminar o orgasmo. Em comparação com as mulheres, essa afirmação é predominantemente verdadeira para os homens que "precisam" da ejaculação genital para se sentirem homens, "precisam" da ejaculação genital para se sentirem homens, enquanto as mulheres acham muito mais fácil ressensibilizar os seus corpos. Portanto, os ajustes psicológicos necessários para se começar uma prática do tantra são as oportunidades perfeitas para se trabalhar o eu. Toda aquela "baboseira" que você vem guardando há anos virá à tona. Não é bem o fato de você parar toda noite e "organizar as coisas" ou não. Todas essas coisas são superficiais, e têm a ver com a nossa auto-imagem e o quão macho somos. O grande nó da nossa sexualidade tem a ver com o orgasmo ejaculatório.

Para um homem praticante do sexo sem ejaculação, mesmo com domínio da necessidade psicológica, periodicamente seu corpo sentirá uma forte necessidade de ejacular (e o mais rápido possível, para que ele possa sair logo para seus afazeres). Todavia, se o homem conseguir passar dessa etapa, por quarenta e cinco minutos a uma hora, o seu corpo simplesmente irá se aquietar (a menos que ele saia "trepando" como um louco). Mas se ele controlar a atividade sexual, se ele passar do segundo desejo para o orgasmo, então o seu corpo mais uma vez se acalmará totalmente. Haverá, então, uma enorme liberdade de movimento — para a atividade sexual — algo além de ficar lá deitado para não ejacular. Depois, virá um outro ponto... Trata-se de um ciclo.

Não sei se isso acontece também com as mulheres, mas cada etapa do ciclo para um homem se torna mais difícil de superar. O primeiro ponto é fácil de superar se você já tiver trabalhado as questões psicológicas, porque o orgasmo é muito fraco. Não obstante, quanto mais tempo você estiver em comunhão sexual, mais sentirá a promessa de que o orgasmo irá explodir em todos os seus poros; maior é a necessidade de ejacular para um homem. Em cada etapa, a necessidade de orgasmo cessará totalmente por um longo tempo, e subitamente estará de volta novamente, mais forte do que da última vez. E, para um homem, quanto mais longo o ato sexual, maior será

A *alquimia do amor e do sexo*   289

o intervalo entre essas necessidades de orgasmo (de ejaculação), ou seja, o tempo entre os ciclos se ampliam.

Existem tipos diferentes de orgasmo com ejaculação. Se um homem chega ao auge da excitação e depois se controla, tensionando até forçar o orgasmo, a ejaculação tende a ser depois muito forte, exaustiva e debilitante. No entanto, se um homem consegue relaxar na ejaculação, o orgasmo é muito diferente — e não debilitante. O sistema nervoso não explode; acontece só uma transferência de energia.

Quando, em circunstâncias especiais, a química física dos fluidos do homem e da mulher é um ingrediente alquímico necessário no "experimento" (estou falando de algo além da energia sutil, como o que é produzido pelo amor entre homem e mulher), aí o orgasmo explosivo pode produzir a alquimia, mas não permitirá que o experimento prossiga até a sua conclusão; ao contrário, ele interromperá o experimento. Por outro lado, relaxar na ejaculação ainda produzirá a química necessária sem efeitos explosivos e desgastantes. Quando se ejacula, o repouso no *ser* do parceiro tende a ser um conforto físico. Ao estarem juntos, os parceiros permitem que a química física acione a química sutil. Eles podem deixar que a química se instale e tome conta deles, em vez de tentar impedir.

Na China, aproximadamente nos séculos XII e XIII, os homens de classe alta se envolviam em poligamia, e muitos chegavam a ter vinte ou trinta esposas, concubinas e servas. Existia uma lei muito rígida pela qual o homem da casa tinha que "servir" todas as mulheres da casa. Conservar a ejaculação seria uma maneira de reter a energia yin delas. Num determinado período do mês, tendo acumulado toda a energia yin de todas as outras mulheres, o homem deveria ter relações sexuais com a primeira esposa. Era com ela que ele deveria ejacular, e ela deveria ser treinada a usar toda a energia yin acumulada das outras mulheres durante todo o mês anterior. Logo, por um lado, uma certa quantidade de energia é acumulada, e depois acontece uma descarga que realmente conduz a energia.

Eu, porém, vejo as coisas de uma forma diferente.

A descrição exotérica do sexo sem ejaculação para os homens é que o homem se envolve num ato sexual com a mulher e une a sua energia à dela. Existem duas versões para isso. A primeira versão é a seguinte: o homem conduz a mulher até um certo nível de excitação, e depois ejacula, o fluido da mulher se mistura ao dele, e depois ele absorve totalmente o fluido física e intensamente. Na segunda versão: o homem inicia uma relação sexual com uma mulher e a união cria uma certa carga que ele absorve física ou sutilmente. Com esse método — a conservação da ejaculação — o sêmen carregado sobe pela espinha dorsal até o cérebro. A partir do cérebro, ele altera quimicamente certas secreções glandulares, filtra-as e as envia de volta ao corpo.

Há muitas controvérsias a respeito de o processo ser físico ou sutil, mas eu tendo a defender a teoria do processo sutil: que o homem e a mulher realizam a união e depois trocam energiais. Nessa troca, existe um ponto de transmutação química no qual as energias deixam de ser essencialmente masculinas ou femininas. Nesse caso, tanto o homem quanto a mulher, igualmente, estão abertos aos benefícios dessa energia; no outro caso, o homem absorve toda a energia yin da mulher e ela fica como sendo apenas a geradora ou o reservatório, por assim dizer.

Os fluidos do corpo do homem e da mulher realmente exercem uma função na troca de energia. Na verdade, eles chegam a ser vitais para que a troca aconteça. Após a troca de energias, contudo, esses fluidos físicos passam a ser secundários. Por exem-

A alquimia do amor e do sexo   291

plo, uma vez cumpridos os devidos propósitos, o sêmen é uma substância morta e pode ser descartada. (Isso é apenas uma teoria, mas é como eu vejo as coisas.)

Agora, a parte importante, é claro, é se certificar de que a troca de energia aconteceu mesmo. As substâncias em si não se tornam sagradas. Elas só se tornam sagradas até o ponto em que ocorre a transmutação de energia, quando acontece também a troca do físico para o sutil. O importante é ter certeza de que a transmutação aconteceu, pois, a exemplo de qualquer ritual alquímico, se a substância é expelida ou descarregada antes de a transmutação acontecer, fatalmente o experimento se perde e você tem de começar tudo de novo. É como se fosse um curador que passa semanas e até meses aperfeiçoando certos remédios ou poções. Um erro, e meses de trabalho podem ir totalmente por água abaixo, e a fórmula ficar inutilizada. Do mesmo modo, se a ejaculação se dá antes de o processo de transmutação terminar, então de nada adianta o que já foi iniciado. Você só obtém os resultados se completar o ciclo; se não completar, basicamente não ocorre nenhum mal, mas também não há nenhum benefício e continua no mesmo lugar.

Devido ao medo primário, uma determinada "essência" é liberada no momento da morte. Na terminologia do Quarto Caminho, o trabalho de Gurdjieff, isso se chama "comida para a lua[12]". Por exemplo, a "lua" gosta da guerra porque muitas pessoas morrem e isso proporciona um grande banquete. A "lua" gosta da luta e dos gritos de angústia — uma festa de morte. A coisa

---

[12]Alimentando a lua — O conceito, conforme descrito por George Gurdjieff, que se refere a "alimentar" a força da natureza separatista da criação, voltada para a sobrevivência, em oposição a "alimentar o sol" — a Obra, através da entrega à Vontade de Deus e do alinhamento ao Grande Processo da Divina Evolução. Ver: *Fragmentos de um ensinamento desconhecido: Em busca do milagroso*, de P.D. Ouspensky (Editora Pensamento).

mais valiosa que a "lua" obtém dos seres humanos são as emoções liberadas em situações de sobrevivência. Portanto, se você já passou por essa fase de sobrevivência, a "lua" não tem mais nenhum interesse em particular.

Algumas pessoas chamam o orgasmo de "pequena morte". Se você é homem, "morre" toda vez que faz sexo com uma mulher, com ou sem ejaculação. Agora, caso seja mulher, você "morre" sempre que faz sexo, e essa "morte" automaticamente gera uma vida melhor. Como resultado, quando envelhecer e o seu corpo estiver totalmente pronto para morrer, você não estará mais "alimentando a lua", pois já terá transformado a sua capacidade de trabalhar para o Divino. A morte será um processo que você aprendeu a usar, em lugar de uma afronta à sua posição ou postura.

Vamos usar a "lua" como uma analogia à mulher: uma mulher não tem interesse em manipular, dominar ou amamentar um homem se ele "morre" quando a penetra física ou espiritualmente. Mas se ele "não morre", se ele a penetra como um conquistador, como uma autoridade, como um cientista, então ela fará tudo para "matá-lo".

Nesse caso, estamos tratando do princípio de se trabalhar com a polaridade masculina/feminina. Os homens que acreditam não poder confiar nas mulheres pensam assim porque não estão dispostos a morrer nos braços de uma mulher, metaforicamente falando. Eles ficam simplesmente apavorados só de pensar na imagem deles mesmos "mortos" nos braços de uma mulher.

Em conseqüência, os homens têm uma tarefa maior para executar do que as mulheres. Tudo que as mulheres têm a fazer é relaxar naquilo que elas são. Mas os homens, relativamente falando, têm de se tornar algo totalmente diferente daquilo que são. Saber lidar com a polaridade de Shiva/Shakti é o que "se tem a fazer enquanto o Messias não vem".

SEGREDO 60

Mulheres, coloquem o orgasmo nos olhos

Algumas mulheres acham que têm de se debater e gemer e se mostrarem o mais ativa possível, para satisfazerem um homem na cama. Outras, é claro, ficam aterrorizadas só de darem um pio. (E se as mulheres têm pavor de dar um pio, os homens ficam paralisados.) Mas, para falar a verdade, é possível ter um orgasmo, ou "explodir de prazer" sem fazer o menor movimento. É possível alcançar o mais elevado êxtase sem gastar energia. (Na verdade, debater-se e gemer são ações que geralmente causam obstruções de noventa por cento da experiência sexual possível; essas ações causam obstruções no corpo e desviam a atenção dos centros superiores.) Com o tempo, todas as montanhas acabam como vales. O melhor sexo está no vale, não no pico.

As mulheres sabem que os homens não gostam de mulheres do tipo mosca morta. E, acreditem, eles não gostam mesmo! Mas existe uma possibilidade maior de sexo, e essa comunicação se dá no vale. Pode existir mais comunicação através dos olhos, da garganta, das mãos, ou das coxas, bem como dos movimentos e gritos. O tipo certo de gemido vale mais do que mil gritos. Isso não quer dizer que você nunca deva deixar o seu corpo ir, mas entrar no desejo neurótico e não no desejo natural é reforçar os padrões negativos da vida.

O primeiro lampejo do corpo pode ser extremamente grande. Mas se você permitir que uma certa tensão se crie dentro do corpo, o pico disponível no primeiro orgasmo parecerá um vale se comparado ao pico criado quando aquela tensão é mantida. Não se trata de nunca gritar ou mexer, ou ficar sempre lá, deitado. Na comunhão, ficar deitado não serve para nada. Mas imagine se você pegasse o que o seu corpo quer fazer e colocasse isso nos olhos. As mulheres sempre perguntam como podem servir ao seu macho, ao seu parceiro. Já falamos sobre o princípio de um homem se tornar Mulher. Bem, a maneira mais fácil de uma mulher ajudar um homem a se tornar Mulher, na hora da relação sexual, é colocando o orgasmo nos olhos. Quando ele perceber isso, acontecerá uma tal comunicação que ele será o seu escravo. Quinze anos de conversa com o seu homem não equivalem à comunicação que ocorre quando você coloca o orgasmo nos olhos. Se um homem percebe isso no olhar de uma mulher apenas uma vez, será o bastante para substituir quinze anos de conversas do tipo "Temos de discutir a nossa relação...", "Você tem de ser mais aberto...", "Eu sei que é difícil para um homem...."

SEGREDO 61

Seja uma companheira para o seu parceiro

Em geral, a palavra *consorte* é usada num sentido inferior ao técnico, para indicar uma mulher que mantém um relacionamento com um homem casado. A consorte é, então, "a outra", "a filial". Na verdade, esta é uma forma baixa de se utilizar o termo.

Uma consorte sexual é, mais precisamente, uma mulher cujo centro de gravidade[13] está estagnado no quarto chakra (ou coração) ou em um chakra acima. No sentido técnico, uma mulher não poderia ser uma consorte sem que o seu centro de gravidade estivesse no quarto nível porque não teria o foco necessário. Ela estaria muito sujeita a desvios do foco. Uma das funções da consorte, nesse uso específico da palavra "consorte", é elevar o centro de gravidade do homem. Uma consorte poderia ser a esposa ou uma parceira ritual treinada para estabelecer o movimento da energia do homem a fim de elevar o centro de gravidade. Portanto, uma consorte é importante para um homem cujo centro de gravidade esteja abaixo ou igual ao dela, mas nunca estagnado. (Se o centro de gravidade do homem estiver acima do da mulher, aí ele seria o consorte dela.) Num casamento, um parceiro poderia ser um consorte para o outro várias vezes e em várias situações.

---

[13]Centro de gravidade — o "lugar" ou ponto no sistema de chakras ou energético do qual uma pessoa reage às situações criadas. "Onde alguém vive."

Isso não significa que a consorte estimula o centro de gravidade do homem para cima e faz a estagnação. Ao contrário, isso acontece com base no Ser dela — com base naquilo que ela é em relação ao Divino.

As gueixas foram treinadas para serem capazes de, por opção, mover o centro de gravidade para cima e para baixo. Elas se pareciam muito com as yoguines. Elas podiam escolher onde "centrar" a atenção; logo, o centro de gravidade nunca afundaria de repente.

Se o centro de gravidade do homem ficasse essencialmente estabilizado no quarto chakra ou acima, não haveria necessidade de um consorte sexual. Entretanto, um Mestre espiritual sempre poderia ser considerado um consorte especial, como o Ser Divino. A pessoa busca, quer, deseja estar numa comunhão infinita e inabalável com este Consorte especial. Os sufis dão a esse Consorte especial o nome de *Ruin*; os Menestréis chamam essa união gratificante com o *Maner Manusch* de Homem do Coração.

O que possibilita a uma mulher elevar o centro de gravidade é a entrega ao corpo de conhecimento para o qual ela é uma aprendiz, ou seja, estar em comunhão com o seu consorte, o seu Amado.

Uma vez que toda mulher deveria ser uma consorte para o homem, essa discussão se aplica a todas as mulheres.

A invisibilidade é fundamental para a mulher ser capaz de fazer o que a consorte faz. A falta de invisibilidade confunde o processo. A invisibilidade é a aptidão de comunicar para quê a sua função serve, sem limites indefinidos, interesses ocultos, sem amarras. A função da consorte não tem nada a ver com relacionamento, ou sexo, ou high sex, ou sexo cósmico. Não tem nada a ver com amor ou submissão a um homem. A função da consorte

A alquimia do amor e do sexo

tem a ver com energia, com a questão da polaridade masculina/ feminina, e o tipo de equilíbrio energético e trocas que o processo de polaridade masculina/feminina envolve. Uma consorte deve ser invisível porque a dinâmica energética é puramente impessoal. A extremidade mais baixa do espectro é puro instinto, procriação da espécie, e a extremidade mais alta é a criação total da mulher a partir do homem — o verdadeiro jogo de Shakti/Shiva, no qual Shiva realmente se transforma em Shakti. A energia feminina se origina da matriz do homem. Se quiser voltar no tempo, isso pode ser verificado na mitologia de todas as tradições. O trabalho de uma consorte é isolar e definir, e depois estimular certos aspectos da polaridade macho/fêmea.

Quando a mulher é ao mesmo tempo consorte e companheira, deve-se definir com exatidão o período em que ela atua como consorte. Uma mulher não gostaria de ficar invisível o tempo todo ou ela seria totalmente impessoal com o seu homem, e aí não haveria relacionamento.

O ideal é que as mulheres sejam como camaleoas: invisíveis quando a invisibilidade é necessária e visíveis quando a visibilidade é necessária. Elas não tomam a decisão de mudar de cor; elas simplesmente mudam de cor, instintivamente, de acordo com o ambiente. E, obviamente, esse é um estado de consciência bastante elevado.

Uma consorte pode trabalhar com três padrões de energia. Primeiro, com o Centro do Poder (o centro sexual) — definindo, esclarecendo e estabelecendo o padrão de energia necessário. Por exemplo, se numa noite o Centro de Poder deve ser trabalhado, a invisibilidade significa que o homem e a mulher entrem em comunhão sexual somente com a idéia de servir o Centro de Poder em sua evolução. Não haveria olho no olho nem admiração da beleza um do outro, e nenhuma preocupação sobre o bem-estar, desconforto, cheiro ou aparência. Todo o foco estaria voltado para o Centro de Poder.

O segundo padrão que a consorte pode trabalhar é a elevação do centro de gravidade; ou seja, mover a energia do chakra-base até o chakra da coroa, mas isso também pode ser feito por meio da troca sexual.

O terceiro padrão de energia que a consorte pode adotar tem a ver com ser um Homem ou uma Mulher. (Não é necessário ter uma consorte para se fazer esse tipo de trabalho, mas o papel de uma consorte pode ajudar.) Em vez de se mesclar num homem em algum tipo de união cósmica, Shiva/Shakti, uma consorte pode distinguir com clareza um homem de uma mulher.

Você não deve, porém, ser tão rígido em relação a essas coisas. Uma companheira que também é uma consorte precisa saber quando deve simplesmente "ficar deitada" e quando agir como uma consorte. Para uma mulher que tenha uma relação de casal com um homem, algumas vezes, o sexo é apenas sexo, e algumas vezes, o sexo não é apenas sexo. É complicado.

SEGREDO 62

O homem como fio condutor para a mulher

A Deusa é o universo; assim, como ideal, uma mulher não precisa de um homem para entrar no universo. Ela é o universo. Todavia, se uma mulher não pode ter total acesso a quem ela é como uma Mulher; se, na comunhão sexual, por exemplo, ela não é capaz de usar o próprio feminino, então o homem pode ser sua mola mestra no universo. Um homem pode levar uma mulher de volta a si mesma.

O melhor jeito de uma mulher usar essa possibilidade é agarrando-se a essa intenção. Você mantém o conceito de que, na comunhão sexual, o homem é o fio condutor para a energia, a vida, a revelação, a comunhão, a transcendência. E simplesmente se conforma com isso, o que não significa observá-lo e imaginá-lo como um grande tubo condutor a algum lugar no universo. Existem muitas armadilhas quando se usa o imaginário, ou a meditação criativa, em tais formas.

Em vez disso, simplesmente diga a si mesmo que a sua parceira está sendo um fio condutor para essas coisas, e depois mantenha essa intenção como uma possibilidade.

SEGREDO 63

A adoração e o caráter da mulher

A adoração de um homem dá vida a uma mulher e a vida dela o faz viver. Numa linguagem nua e crua (isto é, em termos mais vulgares), uma mulher que não é adorada, uma mulher solteira é um pedaço de carne morta, mas a adoração lhe dá Vida. É assim que as coisas funcionam, mas você precisa pensar no assunto com sua Mente não-Conclusiva, porque as coisas não são como parecem ser. Adoração não significa que o homem deva acender um incenso e se inclinar diante da mulher com gestos vazios. Adoração não tem nada a ver com uma falsa santidade. Não é uma relação sujeito-objeto. Pode até parecer, mas não se trata de uma pessoa do sexo masculino que reverencia uma outra do sexo feminino. Adoração tem a ver com perder a auto-identificação na identificação de Deus. (Dito de outra forma, a adoração tem a ver com o reconhecimento de que uma pessoa nunca está sem a Obra, ou nunca está fora de alcance ou fora do olhar do Divino.)

A Deusa é o Verdadeiro, e o trabalho de transformação é o que fazemos para chegar lá. Portanto, segundo a nossa terminologia, a Mulher é a Obra. Logo, a relação de uma pessoa com a Obra deveria ser de profunda gratidão e respeito. E à medida que a gratidão e o respeito amadurecem, o formato final será a adoração.

A *alquimia do amor e do sexo* 301

Ao adotar a verdadeira compreensão da adoração, a atenção é o ponto de partida. Quando um homem e uma mulher se jun tam, eles precisam servir um ao outro com dedicação. O amor exige uma atenção inabalável. Mas o sexo normal do homem não é amor, porque, pela definição condicionada e subconsciente, o sexo está exclusivamente voltado para a genitália. De acordo com a definição psicológica neurótica, o sexo significa órgãos genitais, relação, orgasmo, dominação, manipulação e, sobretudo, separação. É por isso que sexo não é amor. O amor começa onde esse tipo de sexo termina.

Harry Chapin, o homem que eu considero *o* autêntico cantor de baladas da nossa era, foi um artista objetivo. Sua música toca todos os centros do nosso corpo. Infelizmente, ele morreu num acidente de carro anos atrás. Uma de suas canções, *Corey's Coming*, fala da prática da atenção entre os xamãs.

Se a atenção de um homem é habitual e inconscientemente voltada para uma mulher ou qualquer coisa feminina, ou para a pornografia, a liberação orgásmica imediata, ou qualquer objeto com essa finalidade, ele nunca pode direcionar a sua atenção com intenção e foco. Para se colocar a atenção corretamente, uma pessoa deve ser capaz de observar como a atenção é atraída automaticamente (uma função do desvio, da fascinação ou da neurose), e gerenciá-la. Mesmo que o interesse seja orgânico — se, por exemplo, tem muito tesão, muita energia sexual e está sem um parceiro há muito tempo —, você deve ser capaz de direcionar conscientemente a sua atenção como se estivesse desperto, e não dormindo. Se não conseguir, será atraído pelo que os budistas chamam de "desejo", o qual, de acordo com a segunda lei do Buda, é a causa de todo o sofrimento.

Para gerenciar a sua atenção, você deve estar disposto a viver

302   LEE LOZOWICK

sozinho. Não que vá necessariamente ficar sozinho, mas se não estiver disposto a isso será impossível controlar a sua atenção e colocá-la no devido lugar. Não deve haver limites, nem expectativas, nem idéias fixas ou limitadas sobre o resultado que o gerenciamento da atenção irá trazer. Do contrário, você continuará fascinado e seduzido, e não terá nenhuma capacidade de resistir à atração dessas coisas que lhe prometem a realização de seus desejos (o que, para o ego, significa o Céu) ou a não-realização de seus medos ou resistências. Todo xamã quer viver sozinho. Raramente eles fazem isso, mas estão dispostos a fazê-lo.

Não importa quanta energia sexual um homem tenha, o fato é que ele não precisa, essencialmente, de uma mulher como companheira. Isso não significa que não seja perfeitamente apropriado, maravilhoso, e até extremamente importante se unir à pessoa certa. Um homem não *precisa* de uma mulher. O homem precisa da Mulher, essa é outra história. É isso mesmo, pode apostar.

Um homem irresistível para uma mulher é aquele cujo interesse nela não pode ser detectado, ou seja, um homem dono de si, que permanece em seu Ser. Se uma mulher não pode dizer se um homem está ou não interessado, o homem pode dizer uma única palavra e, com raras exceções, ela ficará caidinha por ele. Uma mulher sabe que um homem como esse pode chamar atenção e, dessa maneira, pode verdadeiramente reverenciá-la como o seu Feminino objetivo deseja — com Adoração, com uma Verdadeira Adoração, não a atração neurótica de "um" homem por ela como uma personalidade individual/uma entidade psicológica.

Algumas vezes, um homem que, por acaso, não consegue chamar a atenção, poderá realmente tocar uma mulher, mas basicamente ele só vai trepar com ela, gozar, e depois virar para o lado e dormir, ou senão acenderá um cigarro, ou pulará da cama, dizendo: "Estou morrendo de fome, e você?" Ou então, ele pode

A alquimia do amor e do sexo 303

ficar lá como um garotinho de cinco anos de idade procurando a mamãe. Você conhece o "tipo", cheio de animação, que pula ou voa da cama três segundos depois do orgasmo (dele, é claro) e grita com aquele entusiasmo insuportável, mas sempre com uma naturalidade amorosa: "Vou fazer sua omelete preferida, aquela com tomate e queijo, o que você acha?!"

Metade dos homens faz isso, e a outra metade cai logo no sono. Então, faça a sua escolha.

Prestar atenção a uma pessoa não significa ficar olhando fixamente para ela. Se você está encarando uma pessoa, a sua mente ficará muito ocupada com as fantasias, cheia de giros mentais para obter uma fixação totalmente inabalável. Uma pessoa prende a atenção de outra com algo além dos sentidos físicos. Se os sentidos físicos interagem naturalmente, tudo bem, mas você não pode prender a atenção de alguém através dos sentidos físicos. Não é possível obter uma atenção fixa inabalável encarando, pensando num único ponto, ou se concentrando na posição de meditação — com a respiração perfeita. "Concentração, concentração, não se abale com nada." A coisa não funciona assim.

Para adorar a Mulher, pode-se sentir o "cheiro" da Mulher no parceiro. Mas essa conduta nem sempre é transmitida de modo consciente. É muito raro encontrar uma mulher que saiba orientar, e ainda o faça com consciência. A mulher orienta quando está "relaxada em". O corpo de uma mulher, o corpo, está sempre dando sinais, geralmente antagônicos com a personalidade, a psicologia, a postura, e até por aquilo que é tomado como consciência. É a Mulher que dá a orientação, não a mente de "uma" mulher.

Para receber sinais de uma mulher, você precisa encontrar a Mulher, e esta não é exatamente aquela que lhe pede para abaixar a tampa do vaso sanitário, colocar a tampa de volta no tubo de

304 LEE LOZOWICK

pasta de dente e jogar as roupas sujas no cesto, em vez de deixá-las espalhadas pelo quarto. Essa mulher não poderia lhe dar nenhuma orientação se você estivesse sentado numa extremidade da mesa e lhe perguntasse o caminho para o outro lado. Logo, é importante reconhecer o *quê* dá o sinal.

O meio de deixar a Mulher orientar também é relaxar a própria dinâmica e permitir que Ela chame. Se um homem e uma mulher estão fazendo amor, e a única coisa na qual ele consegue pensar é no próprio processo, ele não está deixando que a Mulher lhe indique nada. Não existe espaço neste tipo de egocentrismo. Para um homem deixar a Mulher orientá-lo, ele tem de relaxar sobre aquilo que ela está lhe dizendo o tempo todo como Mulher — não se trata da voz da mulher, de sua experiência, nem de suas emoções, mas sim do que ela diz como a *Mulher essencial*. Se um homem sabe disso, ele consegue seguir porque a Mulher está sempre dando a orientações.

As maiores dicas de uma mulher em relação ao caminho através do labirinto[14] não são quando ela está prestes a atingir o orgasmo. Nenhuma dica surge em meio aos gemidos de uma mulher; as verdadeiras dicas aparecem nas coisas que ela faz. Os homens pensam estar começando a entender alguma coisa quando as mulheres estão ofegantes durante o sexo, achando que naquele momento os portões vão se abrir. Mas a mulher está só gritando de prazer ou de gozo. Não são aqueles portões; o caminho está em outro domínio. As dicas aparecem quando a mulher

---

[14]Labirinto — a confusão da mente, a qual metaforicamente permeia o "coração do labirinto" ou a condição de entrega à Vontade Divina; um termo descritivo utilizado pelo Sr. E.J.Gold*

*Eugene Jeffrey Gold, artista, fotógrafo, escritor de ficção científica e psicólogo transformacional. É internacionalmente conhecido como o criador de processos transformacionais contemporâneos, e seus trabalhos xamânicos revelam um cientista perspicaz, voltado para a infinita experimentação, um visionário, um artista provocante. (*N. da T.*)

A *alquimia do amor e do sexo* 305

está completamente relaxada. Ela fala com a respiração, com a postura, com os olhos.

Quem ela *é* sempre mostra a direção. "No silêncio, e somente no silêncio, você Me conhecerá." Isso não significa apenas uma falta de palavras. As dicas de uma mulher residem no silêncio, e o sexo é a metáfora mais baixa ou mais grosseira sobre o assunto de que estamos falando. (No entanto, como o sexo por metáfora, você poderia perceber que: "Assim como é em cima, é embaixo." Você pode perceber o mais elevado através do mais baixo.)

A adoração permite que uma mulher veja quem ela *é*, e quando ela vê quem *é*, ela encontrou a si mesma.

Algumas mulheres não relaxam nunca. O silêncio está fora de cogitação quando uma mulher é muito insegura, muito perturbada. O corpo de algumas mulheres está tão imerso em seu processo, cheio de tensão e estresse, que não dará nenhuma contribuição se não receber um pouco de "alimento", carinho e satisfação. Num nível bastante prático, na maior parte das vezes, as pessoas vão participar desses workshops superficiais sobre tantra, em que aprenderão a ficar sempre na periferia e nunca chegar a um orgasmo. Para alguns homens ou mulheres isso funciona bem, mas muitos nunca chegarão à possibilidade desse caminho por dois motivos: um, porque não conseguem suportar o silêncio que existe lá, e dois, porque seus corpos estão cheios de dissonância. Eles precisam de um ou dois orgasmos só para limpar um pouco da sujeira... e depois é tarde demais; depois eles não podem ser incomodados.

Antes que o corpo de uma mulher possa ser a saída para algo que ela nem sabe estar procurando, a sua mente tem de parar. Se uma mulher não parar de refletir ou tirar conclusões durante o ato sexual, o seu corpo nunca irá se abrir completamente. A mente feminina pára, penso eu, por alguns segundos durante o orgasmo.

306 LEE LOZOWICK

Fora isso, a mente da mulher também pode parar durante longos períodos de comunhão relaxada na relação sexual. Em seguida, o corpo da mulher mostrará ao homem tudo que ele precisa saber, e levá-lo ao seu destino. Mas à medida que sua mente está "ligada", mesmo se a mente dela estiver ligada em satisfazer ou servir ao homem, ela não vai produzir o resultado Divino. Se a mente da mulher estiver ligada, seu corpo reagirá à mente e não à própria Inocência Orgânica. Se o corpo feminino reagir à própria Inocência Orgânica, ele mostrará tudo ao homem. (Às vezes, durante o orgasmo da mulher, o homem sente um vislumbre, mas é como se fosse um daqueles lampejos passageiros insuficientes para um homem acompanhar. Não que isso não pudesse acontecer. Em termos acadêmicos, o homem poderia saltar para esse espaço numa fração de segundo, mas ele está sempre tão ocupado pensando em como é o máximo na cama em função do "tremendo" orgasmo proporcionado, que não conseguiria achar a saída ou ver a porta quando esta se abrir.)

Se a mulher ficar frustrada porque o homem não é um "Verdadeiro Homem", ela não entendeu nada. Uma mulher tem de fazer de um homem um Verdadeiro Homem, ajudando-o a trazê-la para a vida. E ser trazida à vida como mulher é só o primeiro passo. Depois de ser trazida à vida, uma pessoa pode começar a fazer algo realmente significativo.

Esse caráter do amor, o verdadeiro Amor, começa a permear todas as áreas da vida; toda a vida. Quando isso começar a aparecer enquanto você estiver diante dela na mesa de jantar, quando estiver com ela no carro a caminho do cinema, em ocasiões sociais, isso será tão antagônico para a matriz do ego responsável por comandar as coisas a ponto de o ego tentar eliminar esse caráter da Mulher assim que surgir. Mesmo sabendo o que é e lembrando de onde vem, o ego tentará eliminar esse caráter

A alquimia do amor e do sexo 307

do amor. Por essa razão, uma pessoa precisa desenvolver a capacidade de colocar a intenção, a disciplina, e a atenção na prática diária. Isto também se aplica às mulheres. No momento em que esse caráter começa a aparecer na vida de uma mulher, ele será tão ameaçador para a mulher quanto o é para o homem. O que é ameaçado é o ego, sem gênero especificamente masculino ou feminino.

O caráter da Mulher tem a ver com os sentimentos e não com pensamentos. O caráter da Mulher pensa, mas trata-se de um pensamento de consciência contínua, que não é exigente. Os sentimentos exigem, mas o caráter da Mulher está sempre pleno. Se uma mulher com esse caráter ficar excitada e quiser transar, ela gostará disso, e ao mesmo tempo transar ou não transar não fará diferença alguma porque ela já está satisfeita. Não existe nada nem ninguém a satisfazer. Só existe a satisfação. A mulher já está satisfeita. Quando uma pessoa sente essa satisfação, o seu estômago, ou seus órgãos genitais, ou seus olhos, ou seus ouvidos não irão mandar nela. Quem manda é a Obra, não os elementos da personalidade ou a característica psicológica. Porém, leva algum tempo até se confiar nesse tipo de êxtase.

Uma pessoa pode desenvolver uma forma parecida com este caráter comendo apenas maçãs e peras durante vários meses, como alguns frutarianos que conheci um dia. A mulher parecia que flutuava em êxtase, mas na verdade ela estava bastante doente. A forma era parecida com o Caráter da Mulher, da maneira como estamos descrevendo agora, mas esse caráter é muito mais do que uma mera concha.

Essa descrição das qualidades do Caráter da Mulher poderia se aplicar à descrição da disposição para a iluminação. A Mulher é a Obra. A Iluminação é a Obra. Portanto, a iluminação é a Mulher. (Bem, meus conhecimentos de trigonometria nunca foram os melhores, embora eu sempre tirasse as melhores notas.)

Se uma pessoa não se relaciona com uma mulher como ela imagina ser, ainda que o conceito que ela tenha de si mesma seja errôneo, então não há nenhuma possibilidade de descobri-la. Não se trata de ceder a todos os caprichos e desejos neuróticos, mas a pessoa tem de reconhecer quem a mulher pensa que é e levar isso em conta no relacionamento. Temos de começar onde estamos, não em alguma possibilidade imaginária. Estamos todos em níveis parciais de desenvolvimento e maturidade, e precisamos servir ao trabalho uns dos outros, bem como à "grande figura".

A adoração não é algo possível de ser feito em nível consciente, mesmo com a melhor das intenções, mas é algo que podemos nos dispor a fazer. Podemos aumentar as chances de ela se manifestar, o que, em termos práticos, é o alvo de nossa presente discussão.

Uma pessoa não precisa se envolver num relacionamento de homem e mulher para descobrir isso. Nem deve.

O relacionamento entre um homem e uma mulher é exatamente análogo ao relacionamento entre o "ser"[15] e "a máquina."[16] Uma pessoa não tem de estar vivenciando um relacionamento para observar os homens e as mulheres. Se você está num relacionamento, a observação pode ser mais apurada, mas também podem aparecer mais obstáculos. Observe os homens e as mulheres, em todo e qualquer lugar, não somente em relacionamen-

---

[15]Ser — pode ser precariamente equiparado com a essência, a natureza intrínseca da consciência; também, a "presença" da pessoa.

[16]Máquina — a forma física e sutil da criação; como indivíduos, o corpo mental subjetivo, voltado para a sobrevivência.

A alquimia do amor e do sexo   309

tos. Em todo supermercado, você pode encontrar sujeitos com barrigas enormes e cérebros menores do que um caroço de feijão, os quais pensam que todas as mulheres ali entre as prateleiras vão julgá-los um presente de Deus para o gênero feminino. O brechó é outro lugar bom para se observar os homens e as mulheres. Vá a um brechó e observe todos os hippies, os homens com cabelo comprido e sem camisa. Observe o modo como se relacionam com todas as mulheres que vão ali para comprar gargantilhas de turquesa por dez reais e saem de lá achando ter comprado uma "pedra verdadeira". Observe esses tipos de interação, e estará vendo homens e mulheres em ação. Não importa se eles são neuróticos. Observe as reações dos homens ao assistirem a um campeonato de mulheres lutando na lama, ou, se você for do sexo masculino e quiser controlar a sua vida, vá a um show de strip-tease masculino, apesar de não ser permitida a entrada de homens, e observe as mulheres da platéia. Sente-se com a sua *Mente não-Conclusiva*. As respostas para as questões sobre as diferenças entre o "ser" e a "máquina" estão nesses ambientes. Mas você tem de estar nesses ambientes no domínio das possibilidades, não no domínio das percepções racionais. Quanto menos conclusões você tirar, mais você estará sujeito a sentir o impacto, instintivamente falando, do que vê.

No entanto, a máquina é a nossa salvação. (Em nossa terminologia, e de acordo com a prática dos Menestréis, poderíamos dizer que "o Corpo sabe".) Não vamos para o céu transcendendo o corpo, mas através do corpo. O trabalho consiste em parar de definir o corpo como foi já foi feito pelas ilusões do ego e permitir a ele o seu instinto organicamente inocente. A tarefa não é obter de qualquer jeito a consciência sutil que irá sobreviver quando o "bom e velho corpo" morrer. Não é essa a questão. O corpo é o instrumento. O corpo sabe, a mente não sabe.

Não cometa o erro de pensar nesse conceito de adoração em termos de um *ser* em relacionamento com uma mulher, porque não é disso que estamos falando. Considere o *ser versus a máquina*, e não "um ser" em relação a "uma máquina", e a informação será muito mais importante. Não queremos tornar a discussão pessoal. Queremos mantê-la no nível do ser e da máquina, não como "eu e meu parceiro", ou "eu e meu amigo". Esse é o princípio (ser e máquina) que funciona. Se pegarmos esse princípio e o definirmos pessoalmente em termos de homem e mulher, ele se tornará impraticável. Ao mesmo tempo, somos homens e mulheres, e é com isso que temos de trabalhar. O princípio é trabalhado por nosso intermédio.

Somos "Mulher", e o homem em nós precisa adorar aquilo que somos, dar vida àquilo que somos. A consciência é masculina. Shiva é pura consciência, é masculino. Shakti é o corpo. Não existe Shakti sem Shiva. Shiva dá vida a Parvati. Parvati se senta no colo de Shiva e diz: "Grande Mestre, estou morta. Como posso ser trazida para a Vida?" Shiva dá as explicações a ela, e isso é o que parece estar descrito na Guru Gita[17]. O principal fundamento da mitologia hindu é o homem adorando a mulher e trazendo-a para a vida. Mas Shiva não adora Parvati como pensamos que a adoração acontece. Ele é um grande asceta. Ele está numa meditação tão profunda que não sabe sequer que ela está sentada em seu colo. Ele não a adora piscando suas longas e sedosas pestanas e sendo romântico ou sentimental.

Shiva domina Shakti, mas a partir das perspectivas de Shiva e de Shakti, não se trata de dominação. Isso só é dominação para

---

[17]Guru Gita — um longo canto devocional em honra ao Guru, composto na forma de um diálogo entre Shiva e Parvati. Parvati pergunta a Shiva sobre o princípio de se render honras ao Guru, e Shiva discursa sobre as transcendentes possibilidades.

A alquimia do amor e do sexo 311

a mente não iluminada. É como se dissesse "Ceder para conquistar", o princípio do judô. Ao praticar judô, você não cede para ser abatido. Cede para que o seu adversário ceda para vir ao seu encontro, e aí termina por cima. O melhor judoca é aquele que pode se entregar ao máximo. Aquele que consegue ceder ao máximo passa a dominar no fim.

Da mesma maneira, no amor um homem se joga aos pés de uma mulher. Contudo, para uma mulher aceitar um homem que se joga a seus pés, sua mente deve ser anulada — seja como for. A mente deve se abrir para receber esse homem, ou parar completamente. A mente é a armadura, o véu, a parede.

Logo, para resumir: primeiro a adoração, depois a Mulher se abre, e depois o homem é conduzido. A mulher acompanha a sinalização do homem primeiro. A Mulher não se abre, a menos que seja adorada. O homem adora, a mulher se abre. O homem segue a abertura — mas ele deve ser capaz de conduzir primeiro, para só depois seguir.

SEGREDO 64

As mulheres foram traídas

Quando uma mulher é banhada na luz da adoração, ela não desperta instantaneamente para o seu verdadeiro Ser. Por que não? Porque ela foi educada numa sociedade dominada por homens, com mulheres inválidas. Ela não vai largar milhares de anos de provas de que ela será maltratada e destruída se ela se tornar real, interessante e vulnerável. A própria mulher é um dos seus maiores inimigos. Ela tem ajudado o homem na dominação da mulher, se mostrando a ele de acordo com a imagem que ele faz dela (ou sua necessidade dela). Basta observar a maioria das revistas "femininas" de hoje! Assim, uma mulher não será capaz de ser tão honesta a ponto de aceitar de imediato a própria cumplicidade nesses assuntos.

E em quem uma mulher pode confiar pessoalmente para compreendê-la no relacionamento? Ninguém! Durante toda a vida, a mulher tem sido traída pelos homens, por outras mulheres, pelas propagandas, pelos shows na TV liderados por homens, e tudo mais. Para a mulher não basta — nem ela pode — perdoar e esquecer tudo isso tão cedo.

E aí o homem pergunta: "Então, como preciso agir para despertar a Mulher em minha companheira?" E eu respondo: "Você precisa passar um bom tempo 'estendendo o tapete vermelho para

A alquimia do amor e do sexo   313

ela pisar. Ou seja, você precisa lhe dar todo o apoio, reconhecimento e tempo para ela se curar e se sentir em sua essência como uma Mulher."

E ele retruca: "Mas você não sabe quanto custa fazer isso. Ela está sempre me dando ordens. Ela é muito neurótica, ela vai me levar para um asilo." E por aí vai.

Se um homem quer despertar a mulher com quem está tendo um relacionamento íntimo, ele deve enchê-la de adoração durante o tempo necessário. Ele deve "poupá-la" até ela sair do profundo hábito de se manter na defensiva contra aquilo que, no passado, sempre tentou destruí-la, sugar a sua energia, tirar proveito dela ou escravizá-la.

Essa discussão também pode se aplicar às moças que estão se transformando em mulheres. Nossa responsabilidade não é enganá-las, como suas mães e avós foram enganadas. Precisamos trazer essa responsabilidade para o âmbito mais prático, sem ser arbitrários em relação à disciplina, sem prometer levá-las ao cinema se não pretendemos fazer isso, sem acalmá-las com promessas futuras que você nunca vai cumprir. Mantenha-as inocentes pelo máximo de tempo possível. Diga a elas como são bonitas e importantes sem uma atitude doentiamente sentimental ou manipuladora. Não as estimule com as mentiras (as estratégias de marketing) da instituição patriarcal. Apóie e aceite o parto natural, o cuidado com as crianças e a aparência natural.

Por meio do exemplo, devemos mostrar às mulheres jovens o significado de reconhecimento e respeito. Se as jovens mulheres presenciam a mudança de relacionamentos todo mês, ou se vêem suas mães (ou pais) tendo quatro relacionamentos diferentes no ano, será assim que vão se comportar. E é no momento em que elas começam a desempenhar essa dinâmica que elas serão traídas — feridas no sentido negativo da vida. Elas não adotarão a constância, a adoração, a felicidade ou a satisfação, mas a tristeza, a frustração e a desintegração.

A mulher é responsável por ser adorada e por ser despertada. Ela precisa ser capaz de fazer distinções entre a adoração verdadeira de um homem, e a bajulação, a sedução ou o flerte. Se ela se sentir verdadeiramente adorada, e respeitada pelo que é em essência, basta manter o foco aí, e não culpar o seu companheiro pelo passado histórico de toda a raça masculina.

É difícil deixar de culpar um indivíduo pela ação de todos os homens. As mulheres desenvolveram mecanismos habituais de defesa constante porque tinham de fazê-lo. Muito desse processo não se refere a medo ou raiva dos homens, mas sim auto-preservação. Todavia, se a mulher se volta para a adoração, e não para o passado histórico social, ela poderá fazer distinções com facilidade. Agir de modo contrário significa continuar a culpar todos os brancos pela escravidão e violência que causaram aos negros; significa continuar a culpar todos os alemães pelas atrocidades praticadas por Hitler, continuar a culpar os cristãos pelo massacre dos judeus.

Em nível psicológico, a mulher quer provas de que a adoração do homem não é passageira, e que tão logo ele realize seus desejos — sexo, dinheiro ou qualquer outra coisa desejada de uma mulher — não vai parar de adorá-la. É óbvio que, se a adoração for verdadeira, um homem não vai querer "coisa alguma" da mulher, exceto vê-la com o seu Ser desperto, vê-la viva. Mas isso deve aparecer com o tempo. Em circunstâncias normais, ela quer provas.

SEGREDO 65

Como transcender o sexo

O orgasmo não é o resultado final do ato sexual, ou não deveria ser. Você vai da necessidade ao orgasmo. Isso é transcender o sexo. Depois você transcende o amor, se permitir que o processo se expanda, conforme irá acontecer, se seguir a evolução energética natural. Perdoe-me a sinceridade, mas o que irá descobrir — e isso será um grande choque para alguns de vocês — é uma tendência a descartar o sexo, conforme o conheça melhor. Isso não significa que, em certas ocasiões e em certos climas especiais, você não fará sexo, mas irá tender a descartar os estímulos habituais, o gesto narcisista de uma sexualidade que não sofreu nenhuma transformação. Em teoria, quando está transbordando de bênçãos da Vida verdadeira, o sexo é uma relação casual sua com o ser amado, mas não é mais prazeroso se comparado a qualquer outra coisa que esteja fazendo e esteja transbordando de bênçãos. Trata-se de uma forma casual de relacionamento que você tem, especificamente com o seu parceiro ou amante. É parte de um relacionamento natural. Mas, normalmente, o sexo é apenas uma forma de tratar uma necessidade ou paralisação psicológica.

Por que somos tão ligados em sexo? Por causa da sensação que ele dá? Na verdade, é porque morremos em algum momento do sexo. Morremos no sexo, e é isso que estamos buscando. Temos uma vontade desesperada de morrer, para acabar com o nosso sofrimento. E, desesperadamente, queremos nascer de novo, para sentir; queremos acordar. Esse é o grande atrativo do sexo. Não que ele seja genuinamente mais importante do que qualquer outro acontecimento da vida espiritual real. A vida espiritual real é o que está acontecendo no momento, vivida com consciência e objetividade. Se o que está acontecendo é o fato de você estar no cinema, então o sexo não é mais importante. Se o que está acontecendo for sexo, então o mais importante é o sexo.

Você vai se descobrir propenso a descartar o sexo à medida que o conhecer — como uma liberação, como um prazer, como o auge da noite ou do dia, como uma alegria à tarde, como a maneira de manipular ou ser manipulado. O sexo tenderá a ocupar um lugar juntamente com todas as outras coisas da vida, como uma reação natural e espontânea ao momento. Ele terá a sua importância na hora e no lugar, no caráter e na atitude instintivamente apropriados. Como é, o sexo não está livre de tensões; seria até interessante se estivesse. Trata-se de um elemento importante. Mas você ficará propenso a fazer o sexo se tornar naturalmente um aspecto simples e relaxado de se relacionar quando estiver praticando tantra, o que, para muitas pessoas, constitui um longo caminho estrada abaixo. Isso acontece mais para o fim da prática madura, não no começo.

Quando o sexo é visto como o que ele realmente significa, a comunhão com a Deusa ou a comunhão com Deus, dependendo se você é homem ou mulher, o prazer absorvido se torna sedimentado na realidade. O sexo não fica completamente fora de controle para reforçar a necessidade de mais sexo, por "golpes" psicológicos. E você pode prosseguir dali porque ainda existe mais. Há muito mais coisa envolvida na comunhão com o seu parceiro

A alquimia do amor e do sexo   317

do que simplesmente o ato sexual e o orgasmo. Mesmo quando o ato sexual e o orgasmo vêm acompanhados de sentimentos emocionais de prazer, felicidade, atenção, ainda existe mais, mas você não pode obter mais até ter se conectado à realidade em termos do que está acontecendo para seu corpo e células. Primeiro você tem de conectar as suas terminações nervosas à realidade, e depois pode buscar o que existe além. Enquanto as suas terminações nervosas estiverem histéricas, você não pode se conectar à realidade.

Uma coisa interessante em relação a estar conectado à realidade é que você não pensa na conexão em si. Conectar-se à realidade acontecerá tão naturalmente que você nem perceberá. O mesmo acontece com o sexo. Você não pensa: "Que sexo bom", mas simplesmente se perde nele. E existe mais. Portanto, primeiro é preciso sedimentar o que está acontecendo na realidade, antes de poder receber mais.

O sexo deve se transformar em amor, e há que se transcender o amor. O intercurso sexual não precisa parar, você não precisa transcender o intercurso sexual, mas deve transcender as razões mecânicas ou habituais para fazer sexo. O sexo deve se transformar em amor, e há que se transcender o amor. O que transcende o amor? Deus. O sexo vira amor, mas, para amar, você precisa da dualidade do amor e do ser amado. E até isso pode ser transcendido. Deve-se perder aquele a quem se está amando. Deve-se perder aquele que ama. Assim, até o sexo que está sendo transformado em amor, uma coisa maravilhosa, também deve ser transformado. O amante deve se perder. Como resultado, você, que é o amante, deve perder-se a si mesmo. Deve-se transcender o amor e se tornar a verdadeira natureza da própria criação, que chamamos Deus. Você deve simplesmente ser o que está acontecendo como o Grande Processo da Evolução Divina. Se o que está acontecendo por acaso for intercurso sexual, então é isso. Se for intercurso verbal, que seja. Logo, o que deve ser transcendido é a forma, a busca, a neurose da absorção e da exclusividade genital.

Quando estiver fazendo sexo, faça apenas sexo. Não se ocupe com o barulho, com o movimento que está acontecendo em volta. Deixe o seu corpo fazer o que tiver de fazer. Se duas pessoas deixarem os corpos fazerem o que quiserem, eles funcionarão perfeitamente juntos na cama, no chão, no teto. Quando fizer sexo, faça sexo. Não julgue, não fantasie, não desvalorize, não critique, não condene, não se culpe, e tudo o mais que normalmente faz quando está transando. Não é assim que se comporta quando está olhando alguma coisa. Quando está olhando, só está olhando. Você não está ocupado se sentindo culpado porque está olhando. Quando estiver apenas transando, descobrirá que irá transcender o sexo. Você irá literalmente transcender o sexo, porque existe mais, além do sexo. Existe muito mais, mas primeiro é preciso fazer o que está fazendo.

PARTE VI

Como atrair Deus

Esta seção final mostra o último "segredo" — o conceito de Amor a Deus[1]. Em todo o texto, encontra-se a alusão a essa doutrina profunda — o ensinamento mais importante da obra de Lee Lozowick —, que não foi citada em nenhum momento com a punjança e a objetividade que ele usa nestas páginas finais.

---

[1] Amor a Deus — a condição específica de ter sido levado além da união com Deus, para o relacionamento extasiante com Deus como "outro," descrito por Lee Lozowick como a mais importante possibilidade humana em seu livro *The Only Grace is Loving God*. A utilização mais comum refere-se à nossa atração devocional inata e ao alinhamento com o Divino, que é a nossa condição fundamental, apesar de inconsciente.

SEGREDO 66

O desejo o levará ao Ser Amado

No sentido prático, a Mulher é o Ser Amado do Homem. O relacionamento do Homem com a Mulher é igual ao de Shiva e Shakti. Portanto, um homem busca a Deusa, e se sente traído quando não a encontra. Como declaramos anteriormente, quando um homem não sabe que é Homem, mas pensa ser apenas "um homem", ele por instinto quer ver a Mulher, mas, em vez disso, vê apenas a fêmea neurótica, compulsiva, invejosa, fofoqueira, ciumenta, possessiva, territorial, e por isso se sente traído.

Como o homem reage quando se sente traído? Com raiva. Como o homem expressa a raiva? Com a violência física, verbal, emocional e psíquica. A batalha contemporânea dos sexos pode, na verdade, não ser o resultado de milhares de anos de dominação masculina e da necessidade feminina de encontrar-se a si mesma, mas simplesmente o resultado da falta de visão do homem e de sua incapacidade de ver as coisas com maior profundidade. Um homem vive na escuridão. Ele não sabe como encontrar a Mulher dentro de uma mulher. Ele se sente traído por não ser capaz de ver a Deusa manifestada, então ele ataca — por meio da guerra, do estupro, da violência, da ofensa verbal e de todas as modalidades de escravização das mulheres nos últimos milhares de anos, e através da parcialidade, depreciação, do preconceito etc.

LEE LOZOWICK

Para dar prosseguimento à analogia, é perfeitamente possível encontrarmos o Ser Amado por meio do desejo. Reconhecemos o Ser Amado pela falta da presença do Ser Amado em nossas vidas. Da mesma maneira, em nossos relacionamentos comuns de casais, e de uma forma mais ampla com todos os relacionamentos entre os sexos, um homem encontra a Mulher por meio do desejo, reconhece a Mulher pela falta da presença da Mulher. O ser humano fica arrasado e encontra o Ser Amado não pela união, mas pela falta de união com o Ser Amado, pelo desejo de encontrá-lo. Talvez um dos meios de um homem permitir que uma mulher o guie pelo labirinto não é tentando fazê-la manifestar a Deusa com todas as suas forças, o que é impossível, mas sendo conduzido pela dor de desejar isso. Pode ser que encontremos a Deusa pela dor de desejar a impossibilidade de união com a Deusa.

SEGREDO 67

A Deusa e o mestre

Eis aqui um jeito muito prático de procurar as respostas necessárias para uma vida de compaixão e uma transformação alquímica. Você encontra um Mestre que vive e respira; sangra, peida e arrota, às vezes de maneira normal e outras vezes não... ao mesmo tempo, Aquele que está sempre, em essência, fazendo amor com você, homem ou mulher.

Se uma pessoa penetrar na confusão e no medo que permeia tudo isso, ela não terá de fazer nada a não ser receber a Bênção da Deusa, e segui-la. (Nossa atitude em relação à Deusa pode ser a mesma, exatamente a mesma, seja você homem ou mulher.) Paradoxalmente, porém, o mestre também é aquele que é simplesmente o cabeça da exploração. O mestre é aquele que detém a maior experiência e o "sexto" sentido mais apurado, além de conduzir o outro através do labirinto de modo experimental e pela percepção, sem um mapa. A única razão para uma pessoa seguir esse guia é o fato de esse ser menos propenso a errar o caminho, o menos propenso a errar ou fraquejar e ser seduzido.

Apesar disso, trata-se de um experimento. Mas eis um segredo que é a principal habilidade para "fazer amor". Não se aprende a fazer amor. Em princípio, uma pessoa pode aprender a fazer amor, mas não conseguirá, por causa de todos os elementos da fórmula de transformação. *Quem* uma pessoa *é* permite que lhe façam amor e faz amor em retribuição. Eis aí o grande segredo. Mas a pessoa tem de permitir ser amada pelo Divino, por Ela.

SEGREDO 68

Devoção e transformação alquímica

Os menestréis de Bengala, na Índia, aprenderam a usar a devoção para gerar a transmutação alquímica. Eles foram até além da prática tântrica budista. Os menestréis se originaram do secto budista Sahaja (que era muito atuante na Índia), dos Hindus Vaisnava e dos Sufis. Os menestréis apreenderam a filosofia essencial da união do macho e da fêmea e do processo alquímico que poderiam iniciar, e depois foram além do uso técnico da respiração e da relação física. Eles colocaram a devoção em um patamar no qual existia uma energia similar alterada, sem a necessidade de se usar todos aqueles processos técnicos (não que eles já não usassem esses processos, como uma manifestação simbólica ou arquetípica).

Em geral, tenho me referido à prática sexual entre um homem e uma mulher, mas também, se o aspecto devocional de transmutação fosse realizado, um indivíduo poderia praticar de uma forma que pudesse ir além do conceito do gênero masculino ou feminino.

Se apenas o processo químico fosse seguido, uma pessoa precisaria se envolver num ato sexual com relativa freqüência porque o processo químico tende a ser fraco e a necessitar de muito reforço para construir um momentum e se fortalecer. Num processo devocional, porém, a união entre um homem e uma mulher poderia ser esporádico e casual, e mesmo assim utilizar o aspecto químico, porque o aspecto devocional poderia realmente conduzir o processo químico por um longo tempo. A força do processo devocional é superior à força do processo químico.

Se isso não for óbvio, é uma das maneiras que essa Escola está tentando desenvolver: considere o relacionamento químico entre um homem e uma mulher, mas com a matriz predominantemente devocional em que a transmutação da energia sexual possa produzir os resultados almejados pelos tântricos.

SEGREDO 69

A tristeza e a ferida do amor

A humanidade está sofrendo, e essa condição não tem nada a ver com os erros que cometemos no passado. Talvez os nossos erros tenham acrescentado um pouco mais de sofrimento em alguns aspectos, e talvez os nossos sucessos tenham amenizado o sofrimento em outros aspectos, mas a vida está sofrendo. É isso que influencia a "tristeza", não o passado. A tristeza tem a ver com o que acontece agora.

Quando você percebe que está sofrendo, percebe então que só existe Deus — é a "Ferida do Amor"! Sempre acontece a troca entre a "Ferida do Amor" e a "tristeza" do sofrimento: você sente e fica solidário ao sofrimento da humanidade, e ao mesmo tempo nota que, em algum nível, somos todos totalmente absorvidos ou aceitos pela Influência Divina.

Quando você entende que toda a vida está conectada, um manancial de amor se abre. Não se pode evitar a sensação de amor ao sentir a interligação de toda a vida — não apenas a humanidade, mas também os animais e as plantas e todas as outras formas de existência. Que outro sentimento seria possível se não o amor, quando não existe mais nada além da existência? O que mais poderia ser feito, a não ser se entregar a isso? Se, ao perceber que só existe Deus, você sentisse empatia pela inconsciência coletiva da raça humana, isso explodiria seus miolos! Ocorreria um dilúvio infinito de psicose e neurose. Mas ao sentir toda a existência — a verdade da vida — e não somente os seres humanos, você sente amor. Pode até chorar rios de lágrimas ou rir, mas o que sente é amor. Não se pode sentir isso sem sentir também que a vida está sofrendo. Sem o conhecimento absoluto de que "toda a vida está sofrendo", conforme o conceito de Buda, tudo que se pode sentir é uma subjetividade piegas e sentimental.

Não se trata de evitar se ferir. Provavelmente, muitos de nós evitamos sentir certas coisas durante toda a vida porque achamos que deveríamos transcender, de alguma forma, a "Ferida do Amor", em vez de deixá-la nos mobilizar. O jogo é agir de acordo com a realidade da "Ferida do Amor": "A vida é assim. O que posso fazer?" Se alguém souber, que faça. Todas a teorias se dissolvem diante da necessidade evidente de agir de acordo com o alinhamento ao Grande Processo de Evolução Divina.

As mulheres não precisam ter acesso à "Ferida do Amor". Tudo que elas têm a fazer é relaxar e pronto — isso é uma parte ativa da essência da mulher. Para um homem, é mais uma parte adormecida de sua essência. Em conseqüência, quando a "Ferida do Amor" estiver totalmente aberta num homem, aí ele tem de aprender a entrar em contato com ela; para isso, basta analisar o feminino. Ele pode analisar as qualidades da receptividade e da amamentação em relação a todas as mulheres com quem ele gostaria de ter uma relação amorosa. É evidente que uma pessoa quer ter essa experiência com o maior número possível de pessoas, mas estamos mais inclinados a manter o nosso foco no companheiro, nos filhos, num amigo bem chegado ou no Mestre espiritual. (Provavelmente, essa é a razão pela qual as avós levam consigo fotos dos netos. Quando o avô quer acessar

A alquimia do amor e do sexo 329

a "Ferida do Amor", a avó logo pega a foto de um neto e diz: "Olha só esta foto, Henry. Isto vai lhe ajudar a ficar bem.")

Certos estímulos podem ser usados para acessar a "tristeza". Se eu precisar fazer isso, basta ir ao supermercado e observar como os adultos tratam os filhos, então fico amargurado até o nível do verdadeiro Sentimento. Aquela famosa foto da menina vietnamita fugindo da aldeia em chamas, ou da fome na Etiópia, pode gerar essa tristeza. Além disso, se você tiver experiência pessoal, poderá acessá-la facilmente. No entanto, quanto mais tempo estiver nesta Obra, menos precisará de experiências pessoais. Em algum aspecto, a experiência de todos é uma experiência pessoal.

SEGREDO 70

A reflexão sobre o Amor a Deus

A reflexão sobre o Amor a Deus deve ser uma questão orgânica — ela deve se manifestar no seu comportamento, e nada tem a ver com o entendimento (entendimento é apenas uma função da reflexão), e não pode interromper uma análise intelectual do livro *The Only Grace is Loving God* (Lee Lozowick, Prescott, AZ: Hohm Press, 1982). Se você não está trabalhando sobre a reflexão do Amor a Deus, então não está refletindo sobre ele. Os seus relacionamentos uns com os outros têm de se tornar o foco de sua reflexão do Amor a Deus.

Para refletir sobre o Amor a Deus, você deve considerar "o ato de amar" e "Deus". Como você medita sobre o "ato de amar"? Com outros seres humanos. Como reflete sobre "Deus"? Com temor, respeito, reverência e um sentimento de que nenhum conhecimento ou experiência — nenhum — é a Coisa (Deus) em si.

Podemos afirmar que amar a Deus é, em essência, diferente de amar um ao outro, mas, ao mesmo tempo, amar um ao outro (ou pelo menos amar o companheiro ou o filho — o ato de amar no nível humano mais elevado) significa reverenciar alguém. Esse tipo de reverência é diferente da reverência convencional da igreja. E é o mais próximo que você chegará da satisfação, como ser humano. A reflexão do Amor a Deus deve se manifestar como uma experiência genuína com o ato de amor — não em termos religiosos ou espirituais, mas em termos práticos.

A alquimia do amor e do sexo 331

Amar a Deus é um processo ativo de refletir sobre o que é Amar Deus com "... todo o teu coração e... alma e amar o teu próximo como a ti mesmo". (Marcos 12:30-31). Para "amar o teu próximo", é preciso amar a si mesmo. Amar a si mesmo tem a ver com humildade e objetividade.

A sua vida social é o local de teste, o laboratório. Você deve refletir em como se sente em relação ao outro. Se sentisse amor pelo outro, como agiria em relação a ele? É muito fácil agir de modo amoroso com a recepcionista do supermercado que fica sorrindo o tempo todo. Você não vive com ela. Isso não é relacionamento. A verdadeira reflexão sobre relacionamento deve acontecer com quem você vive, e depois isso se irradia para fora. Ficamos muito bem quando estamos "lá fora, no mundo", num território neutro. O relacionamento é uma questão de quem vive com você.

Em essência, somos todos indivíduos que amam, mas não expressamos esse amor porque desenvolvemos mecanismos de defesa contra a possibilidade de nos ferir. Todos nós fomos feridos quando éramos crianças. Uma criança vê uma outra fazendo alguma crueldade com um animal e diz: "Ei, pára com isso", e a criança acaba apanhando porque foi vulnerável. Aprendemos, então, a nos proteger contra o sofrimento que convencionalmente nos acomete quando estamos amando.

Não amamos uns aos outros, não por não podermos, mas por não nos permitir. Todos temos um amigo que realmente amamos em algum momento. Se estivéssemos dispostos a admitir que esse momento realmente existiu, então poderíamos pensar: "Como pode ser assim o tempo todo?"

Amar alguém é a própria recompensa. É extasiante, livre, pleno. Você é fisicamente transportado, não em termos de sexo. É possível olhar uma criança a quilômetros de distância e ser fisicamente transportado. Será que consegue ter este sentimento em relação ao seu próximo? Se amar uma pessoa com essa liberdade, as suas in-

332 LEE LOZOWICK

tenções provavelmente serão suspeitas — talvez seja mal interpretado. Você estará totalmente aberto e às vezes poderá se machucar. Mas quando a reação é o amor correspondido, aí sim, vale a pena! Existe, pois, um ambiente no qual as pessoas se amam realmente, não onde as pessoas parecem estar se amando, como em muitas comunidades espirituais encontradas por aí hoje em dia.

Quando as pessoas estão se amando, o ambiente fica cheio de alegria, delicadeza, bênçãos, êxtase, enlevo. Como é preciso começar por algum ponto, você começa, então, com a forma como trata as pessoas. Se você não consegue "deixar o barco correr", vá gritar lá fora, e não soltar os bichos em cima dos outros. A reflexão sobre o Amor a Deus deve começar com uma reflexão orgânica ativa sobre a nossa maneira de viver com o outro.

Quanto mais íntima a sua relação com alguém, mais importante será começar a sua reflexão sobre o Amor a Deus dentro do contexto dessa relação. Você ama a liberdade. Aqueles que já foram casados sabem: a primeira coisa desejada é restringir a liberdade do seu companheiro. Você não pode possuir a liberdade do outro; se o fizer, será uma violação.

Assim, tratem uns aos outros como tratariam a quem vocês amam. Essa é uma atitude que deve estar presente como um compromisso disciplinado, para que, quando eles fizerem algo irritante, vocês ainda os possam tratar como pessoas amadas.

Só é possível agir dessa forma se observar a si mesmo objetivamente o tempo todo. Se está disposto a se observar como é, em essência, então será capaz de tratar o outro de uma forma amorosa. E aí a sua vida irá mudar 180 graus, e ficará cheia de entusiasmo e interesse. Esse é o tipo de comunidade em que eu gostaria de viver. E a reflexão sobre o Amor a Deus torna isso possível.

Essa reflexão sobre o Amor a Deus é a possibilidade mais elevada, uma possibilidade na qual pode existir um entusiasmo ilimitado pela Obra espiritual. Essa é a possibilidade para a verdadeira comunidade.

Palavras Finais

Meu Mestre

Eu poderia dizer muitas coisas a respeito do meu Pai, Yogi Ramsuratkumar, mas como sempre acontece, os elementos mais sagrados entre um filho e o Pai devem permanecer como segredos do coração. Mesmo assim, ainda há muito a revelar. Yogi Ramsuratkumar é um mendigo. Ele usa farrapos e vive no meio de pilhas enormes de todo tipo de "souvenir", desde sacos cheios de papel até malas lotadas de flores secas. Ele é visitado nesse auspicioso, embora não-cerimonioso, ambiente por uma quantidade constante de devotos, todos em busca de Suas Bênçãos. Um dos aspectos mais surpreendentes de Sua Presença (entre uma lista muito longa para relatar inteira) é a Sua risada. Ele está sempre rindo, com a pura alegria da inocência espontânea, com tons da propriedade de um riacho espumante e borbulhante, com o prazer de um homem livre de qualquer apego e, talvez paradoxalmente, completa e irrevogavelmente apegado à Humanidade. Quando Ele ri, Seus olhos, aquelas jóias brilhantes de pura radiância, cintilam com o deleite de Alguém que tem um absoluto cuidado e preocupação com Suas crianças.

Conheci Yogi Ramsuratkumar fisicamente há cerca de vinte anos, mas eu O conhecia, ou mais propriamente Ele me conhecia, há séculos. Acho que ninguém nunca O achou, mas o fato de parecer que O encontram é o que se define como ser chamado, atraído como um filete de ferro para um ímã, pelo Seu infinito e transbordante Amor e Atração. Sua Compaixão é tão forte que nos encontros do Seu círculo de *gopis*, o que se pode sentir é apenas o descanso no pleno conforto e santuário de Sua Bênção e Sua Graça.

Ele não é um Mestre, não é um guru, nem um santo ou um sábio e, ainda assim, Sua universalidade incorpora tudo isso e muito mais. Ele Se autodenomina um Pecador e um Louco. E assim Ele é. Mais uma vez, paradoxalmente, Ele é o que nós somos, pois não seríamos todos pecadores e um pouco loucos? Mas não deixe isso levá-lo a presumir que você é como Ele. Pelo Seu infinito serviço à humanidade, Ele pode ser como nós, mas Ele é tão singular, tão obediente à Vontade de Seu Pai Celestial que só podemos suspirar em reverência diante de tamanha Magnitude, e deveríamos contemplar maravilhados a Sua Loucura singular e Seus Pecados Abençoados.

Yogi Ramsuratkumar é meu Pai. Nele coloco toda a minha fé. Ele partiu o meu coração de tal forma que as fendas são o meio pelo qual Deus pode entrar em mim finalmente. Suas exigências são implacáveis e profundas. Trata-se de uma exigência para ver ninguém menos que Deus, para assumir ninguém menos que Deus, para amar e servir a todos. Suas exigências são acabar com as ilusões de separação e encontrar a Loucura que Seu Pai, Swami Papa Ramdas, lhe deu.

Yogi Ramsuratkumar, o Deus-criança, Bhagawan, é o único refúgio de Seus verdadeiros Devotos. Ele é meu todo, meu Tudo,

A alquimia do amor e do sexo 335

minha Esperança. Ele é a encarnação do Divino, esperando, sempre esperando por Seus filhos. Ele traz sofrimento, e mesmo assim quem não desejaria ter o seu coração partido, misturado com esse Amor, como esse Ser Misericordioso. Esse é o tipo de sofrimento que uma pessoa reza para ter, que alguém estima como a mais rara das mais raras dádivas de Deus para nós, de Suas Graças.

Yogi Ramsuratkumar é meu Pai. Que eu possa ser um filho digno de Seu Olhar.

Lee Lozowick
Yogi Ramsuratkumar chei

Este livro foi composto na tipologia Minion, em
corpo 11/15, e impresso em papel off-white 80g/m²,
no Sistema Cameron da Divisão Gráfica da
Distribuidora Record.